METZGER/ZHOU

TAIJIQUAN
QIGONG

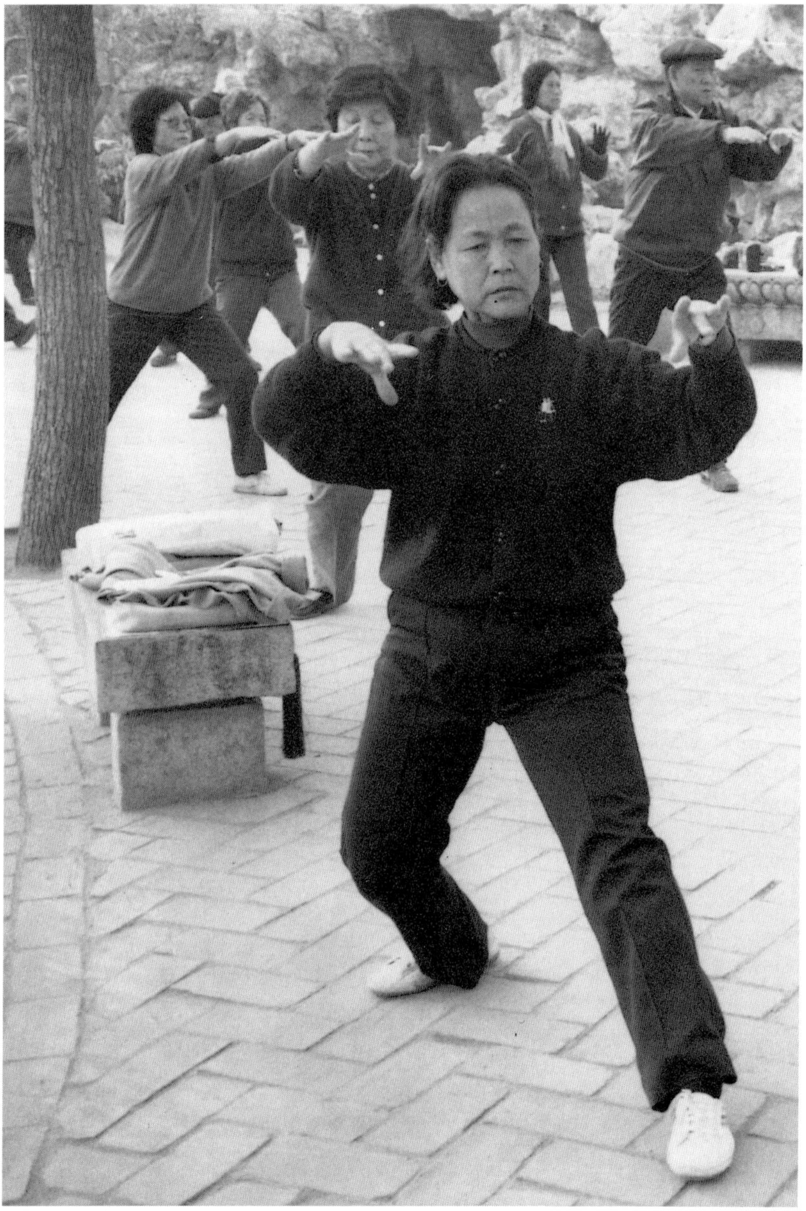

METZGER / ZHOU

TAIJIQUAN QIGONG

Unter Mitarbeit von Prof. Dr. Manfred Grosser

Der
太
sanfte Weg
极
zu innerem
拳
Gleichgewicht
气
und
功
Wohlbefinden

BLV

Die Deutschen Bibliothek – CIP-Einheitsaufnahme

Metzger, Wolfgang
Taijiquan, Qigong : der sanfte Weg zu innerem Gleichgewicht und Wohlbefinden / Metzger/Zhou. Unter Mitarb. von Manfred Grosser. - München ; Wien ; Zürich : BLV, 1995
ISBN 3-405-14666-6
NE: Zhou, Peifang

Bildnachweis
Alle Fotos von Wolfgang Metzger und Manfred Grosser
Kalligraphien von Zhang Youliang
Umschlagfotos: Wolfgang Metzger
Computergrafik: Kartographie Huber

Demonstratoren:
Zhou Peifang, Lin Boyan, Beijing University of Physical Education;
Lü Guangchen, Shan Xiwen, Tianjin Institute of Physical Education;
Adrian Grosser

BLV Verlagsgesellschaft mbH
München Wien Zürich
80797 München

Lektorat: Edith Ch. Kiel
DTP: Satz+Layout Fruth GmbH, München
Druck und Bindung: Freiburger Graphische Betriebe, 79108 Freiburg

Printed in Germany · ISBN 3-405-14666-6

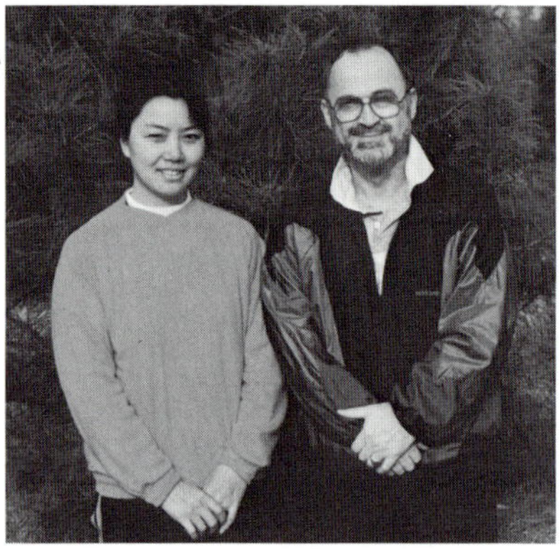

Zhou Peifang, Jahrgang 1954. 1974–1977 Studium der chinesischen Kampfsportarten (Wushu) an der damaligen Sporthochschule Peking. 1977 wurde sie chinesische Vizemeisterin im Yang-Taijiquan, des weiteren ist sie Gewinnerin zahlreicher überregionaler Titel in anderen Taijiquan-Stilarten. Von 1977 bis 1992 war Zhou Peifang Dozentin und Trainerin für Wushu an der Sporthochschule Peking. In den Jahren dazwischen lehrte sie im Auftrag der chinesischen Regierung Taijiquan in Japan. Seit 1992 lebt Zhou Peifang mit ihrem Mann Lin Boyan, der für das Buch Qigong demonstrierte, in Shizuoka, Japan, wo beide ein Fortbildungsstudium aufgenommen haben.

Wolfgang Metzger, Jahrgang 1939. Sport- und Englisch-Studium, Studiendirektor, Seminarlehrer für Pädagogik. Seit 1986 jährlich regelmäßig zum Studium des Taijiquan und zur Ausbildung bei Zhou Peifang an der Sporthochschule Peking und an der Sporthochschule Tianjin, Abteilung Wushu. Seit 1989 erteilt Wolfgang Metzger Taijiquan-Unterricht an der Universität Würzburg.

Inhalt

Vorwort

Dieses Buch beinhaltet sowohl die textliche wie die bildliche Darstellung von sanften, chinesischen Bewegungsformen und Atmungstechniken aus dem Bereich des Taijiquan und Qigong. Es ist gedacht als Anregung zur möglichst täglichen Anwendung mit dem Ziel der Entspannung, der Steigerung des Wohlbefindens, des Streßabbaus und insgesamt zur Gewinnung einer neuen Lebenseinstellung, weg von der Hektomanie zu einer ruhigeren und somit qualitativ hochwertigeren Lebensweise.

Im *theoretischen Teil* werfen wir einen Blick in die Geschichte des Taijiquan und Qigong und zeigen den Einfluß der traditionellen chinesischen Denkweise und Philosophie auf die Praxis der Atmung und Bewegungsabläufe. Das Kapitel »Mit Taijiquan und Qigong gegen den Streß der Zeit« ist ein Angebot für alle diejenigen, die es leid sind, sich der Hektomanie des täglichen Lebens auszuliefern und statt dessen, wann immer möglich, durch bewußte Verlangsamung des Lebensrhythmus mehr innere Ruhe und Ausgeglichenheit finden wollen. Im besonderen befaßt es sich mit den allgemeinen gesundheitlichen Auswirkungen des Taijiquan und Qigong und speziell mit zwei wissenschaftlichen Untersuchungen aus China und Japan, die den positiven Einfluß des Taijiquan auf Herz, Kreislauf und Stoffwechsel belegen. Ebenfalls wird im theoretischen Kontext die Bewegungsstruktur im Taijiquan mit der allgemeinen Bewegungsstrukturierung im Sport verglichen.

Im *praktischen Teil* stellen wir eine Kombination von Qigong und Taijiquan vor, wobei wir die Qigong-Übungen als Aufwärmteil und Atemtraining zu Taijiquan betrachten. Selbstverständlich können die Qigong-Übungen gerade wegen ihres hohen atemtherapeutischen Wertes jederzeit auch getrennt von Taijiquan praktiziert werden. Sowohl die Kurze Peking-Form als auch die ausgewählten Qigong-Übungen sind besonders für den Anfänger in ihrer Länge überschaubar und im Schwierigkeitsgrad nicht überfordernd. Die Einfachheit der Qigong-Übungen und die hinführenden Übungen bei Taijiquan erlauben es ihm, sich langsam und sorgfältig in die ungewohnten Bewegungsabläufe einzuarbeiten.

Im Anhang wird erstmalig ein Interview mit Professor Zhang Wenguang, einem hochrangigen Vertreter und Kenner der Taijiquan-Szene in China, über Aspekte des Taijiquan veröffentlicht.

Natürlich sind wir uns bewußt, daß ein Buch einen kompetenten Lehrer nicht ersetzen kann. Bei der Popularität der Kurzen Peking-Form in Deutschland dürfte es aber für den, der ernsthaft an einem Unterricht interessiert ist, nicht schwierig sein, geeignete Angebote in Wohnsitznähe zu finden, sei es bei Bildungseinrichtungen für Erwachsene, z. B. Volkshochschulen, oder im Rahmen des Allgemeinen Hochschulsports an den Universitäten.

An dieser Stelle möchte ich meinen herzlichen Dank all denen aussprechen, die bei der Gestaltung dieses Buches mitgeholfen haben: In erster Linie meiner Co-Autorin und Taijiquan-Lehrerin Zhou Peifang; ihrem Mann Lin Boyan, der sich um die Auswahl und Mitgestaltung der Qigong-Übungen gekümmert hat; Prof. Dr. Tian Maijiu, Vizepräsident der Beijing University of Physical Education; Prof. Zhang Wenguang, Stellvertretender Vorsitzender des Chinesischen Wushu-Verbandes; dem Kalligraphie-Meister Prof. Zhang Youliang aus Hangzhou; Prof. Dr. Manfred Grosser, TU München; den Direktoren der Sporthochschule Tianjin, Li Liu und Chen Jiaqi, deren Wushu-Team und meinen Freunden Li Zhenbiao und Mei Hangqiang; ferner für guten Rat meinem Kollegen Hans-Christoph Raab.

Wolfgang Metzger

Grußwort

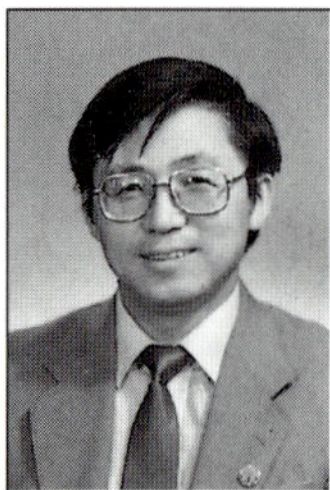

北　京　体　育　大　学
Beijing University of Physical Education
Beijing 100084 People's Republic of China
TEL: 2562233-244 2562363
FAX: 0086-1-2562363

贺辞

欣闻沃尔夫冈·迈范格先生关于太极拳与气功的新作问世，我为他热心研究和传播中国传统文化的精神深深地感动。

自从1990年迈范格先生出版了《正确学习太极拳》一书以来，他继续孜孜不倦地研讨太极拳的哲理与技艺，并开始学习有几千年传统的中国气功。

太极拳和气功都属于传统的中国养生体育。其以柔静的练习起到强身健心的作用，对治疗慢性疾病有着特殊的功效。我衷心地祝愿迈范格先生的新书，能够成为有益于德国朋友健康的益友。

田麦久
北京体育大学 教授
体育科学博士

1994.4 于北京

Mit großer Freude sehe ich der Veröffentlichung des neu konzipierten Buches von Wolfgang Metzger über Taijiquan und Qigong entgegen. Seine Bemühungen um die Darstellung und Verbreitung traditioneller chinesischer Bewegungskultur verdienen meine volle Anerkennung.

Seit seinem ersten Buch, »Richtig Taijiquan«, das 1990 erschienen ist, versucht der Autor, bei seinen Lesern nicht nur ein tieferes Verständnis für den formalen, technischen Aspekt des Taijiquan zu wecken, sondern ist auch sehr darum bemüht, ihnen die Bedeutung des philosophischen und kulturellen Hintergrundes der Übungen zu vermitteln.

Sein Beitrag über Qigong, mit dem er sich ebenfalls schon seit langem beschäftigt, erhellt die jahrtausendealte Geschichte und Praxis einer Kraftquelle, die auch heute noch eine wesentliche Rolle im chinesischen Gesundheitsbewußtsein spielt.

Zahlreiche Forschungsarbeiten haben die positiven Auswirkungen der Taijiquan- und Qigong-Übungen im medizinischen Bereich nachgewiesen, besonders bei der Therapie von chronischen Krankheiten.

Ich würde mich sehr freuen, wenn dieses Buch viele deutsche Leser dazu anregt, ihrer Gesundheit zuliebe sich mit den Übungen zu beschäftigen. Dazu viel Freude und Erfolg!

Peking, 18. April 1994

Dr. Tian Maijiu
Professor für Trainingswissenschaft
Vizepräsident der Beijing University of Physical Education
Mitglied des Nationalen Olympischen Komitees der VR China

Taijiquan und Qigong im chinesischen Alltag

Wer sich als Tourist in den frühen Morgenstunden aufmacht, vor allem an Wochenenden und in den warmen Monaten am besten schon vor 6 Uhr, und in Großstädten wie Peking oder Shanghai Parkanlagen und freie Plätze aufsucht, dem bietet sich ein für Europäer recht ungewöhnliches Bild:
Von überall her strömen Menschen, manche mit schwert- und degenartigen Waffen, formieren sich zu kleineren oder größeren Gruppen, beginnen, sich zu dehnen und zu strecken, um dann nach einer Zeit des Aufwärmens mit ihrem eigentlichen Programm zu beginnen, das still und ohne die bei vielen Gymnastikarten üblichen lauten und keuchenden Atemgeräusche abläuft, unverkrampft und wie selbstverständlich. Fast jede Gruppe richtet sich nach Übungsleitern, die – gelegentlich mit weißen Handschuhen – Form und Tempo des Übungsablaufs vorgeben und, wo nötig, Korrekturen anbringen. Die Übungspausen sind erfüllt von heiteren Gesprächen und entspanntem Lachen.
Was machen diese Menschen so hingebungsvoll und aufs äußerste konzentriert?

»Wahrlich, täglich erneuere dich« (Konfuzius). Park in Tianjin: Taijiquan im Morgengrauen

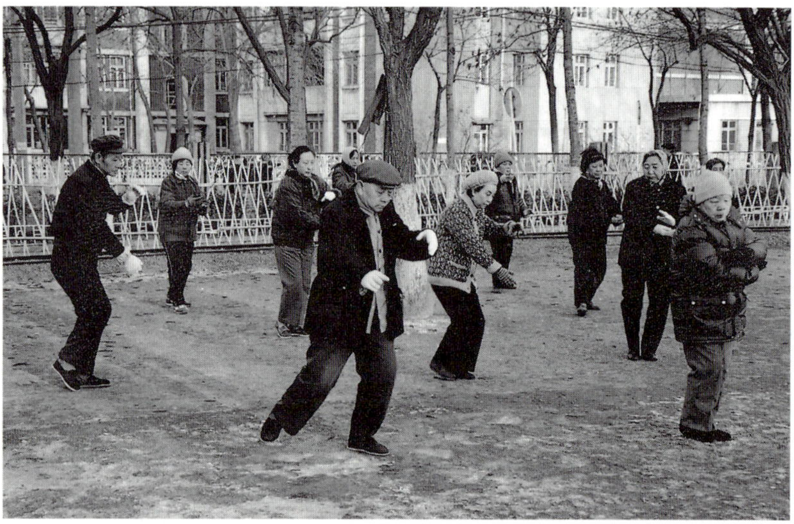

Eine poetische Antwort

In seinem utopischen Roman »Eiland« versucht der berühmte britische Schriftsteller Aldous Huxley (1894–1963), dieses Bild in eine dichterische Form zu bringen. Qigong war bei Veröffentlichung des Romans 1962 noch nicht wieder verbreitet, aber von Huxleys Frau Laura, der der Roman gewidmet ist, wissen wir, daß er Taijiquan kannte und jene Bewegungskunst als »Tanz« so beschrieb:

». . . Keine hohen Sprünge oder Sätze, kein Laufen. Die Füße fast immer fest auf dem Boden. Nur ein Biegen des Körpers und Seitwärtsbewegungen der Knie und Hüften. Jeglicher Ausdruck beschränkt auf Arme, Handgelenke und Hände, auf Hals und Kopf, auf das Gesicht und vor allem die Augen. Bewegungen von den Schultern aufwärts und auswärts – an sich schöne und zugleich mit symbolischer Bedeutung geladene Bewegungen. Denken, das in ritualer und stilisierter Gebärde Gestalt wird. Der ganze Körper in eine Hieroglyphe verwandelt, eine Folge von Hieroglyphen, von Stellungen, von einer Bedeutung zur anderen modulierend . . . Bewegungen von Muskeln, die Bewegungen der Bewußtheit darstellen, das Übergehen von So-Sein in die Vielen, der Vielen in den immanenten und allgegenwärtigen Einen. ›Es ist in Tätigkeit umgesetztes Meditieren‹ . . .« (HUXLEY 1985)

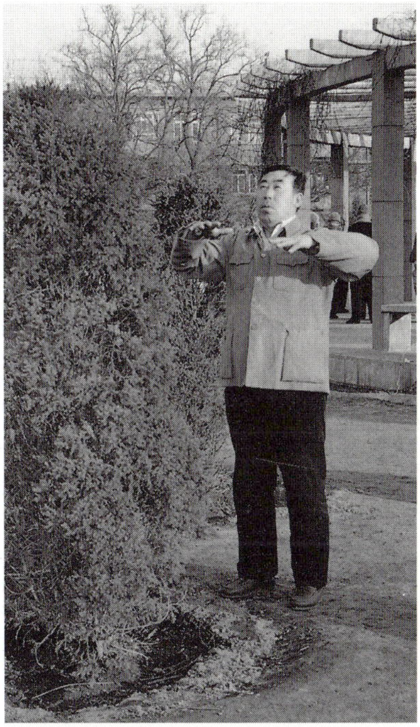

Qigong: Kraft aus der Natur schöpfen

Taijiquan und Qigong in ihrer heutigen Bedeutung

Taijiquan wird heute in der VR China einerseits dem traditionellen Kampfsport *Wushu* als Disziplin zugeordnet und auch wettkampfmäßig ausgeübt. Andererseits hat es zusammen mit dem in den letzten Jahren außerordentlich populär gewordenen Qigong einen hohen Stellenwert im

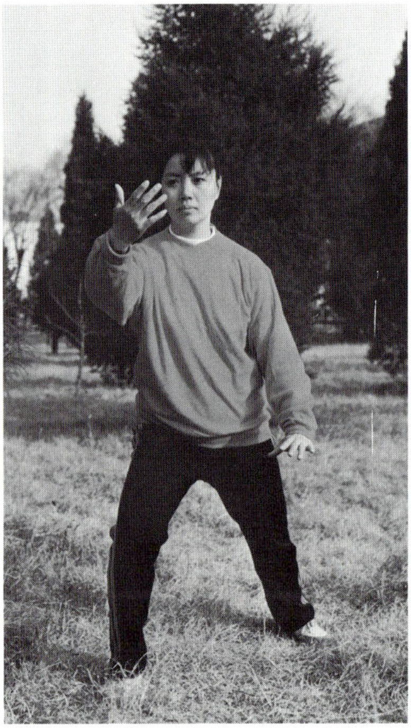

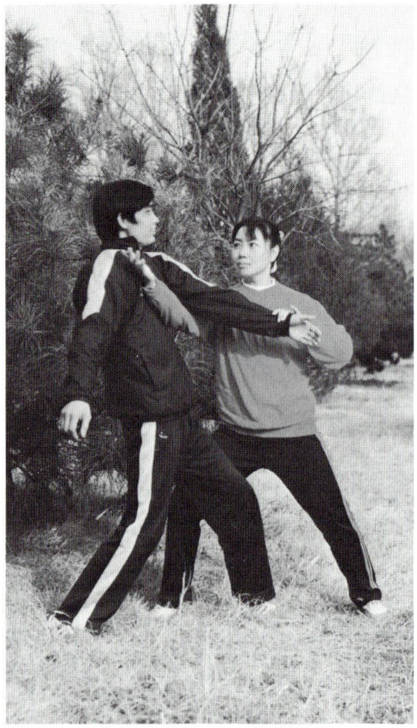

Form 2: »Die Mähne des Pferdes teilen« (links) und ihre Anwendung (rechts)

Gesundheitsbewußtsein von Millionen von Chinesen.
Gerade die nicht leistungsorientiert ausgerichtete Pflege des Taijiquan und Qigong bedeutet für sie ein Mittel, um Krankheiten vorzubeugen, die Gesundheit zu stabilisieren und gegen Beschwerden, vornehmlich chronischer Art, anzugehen. Schon längst sind Taijiquan und Qigong als adjuvante Therapiemaßnahmen in Hospitälern und Sanatorien etabliert. Und nicht zuletzt spielt der sozialintegrative Faktor eine gewichtige Rolle: das zwanglose Zusammenkommen auf freien Plätzen und in Parkanlagen zum gemeinsamen Üben, zum Schwätzchen, zum Lachen und Scherzen in den Pausen mit Gleichgesinnten.
Taijiquan als Mittel der Selbstverteidigung kommt nur noch theoretische Bedeutung zu, darf aber zum tieferen Verständnis der einzelnen Formen nicht außer acht gelassen werden; denn selbst Detailbewegungen müssen die grundlegenden Kriterien des Kampfsports erfüllen. Die beiden obigen Abbildungen mögen den Zusammenhang deutlich machen.

Taijiquan und Qigong in der Tradition Chinas

Aus der Geschichte des Taijiquan

Taijiquan als Wushu-Disziplin

Wushu wird in der VR China an den meisten Universitäten, Sporthochschulen sowie Mittel- und Grundschulen unterrichtet. So ist zum Beispiel Taijiquan auch Prüfungsfach für alle Sportstudenten an den Sporthochschulen von Peking, Shanghai und Tianjin.
Die Wushu-Disziplinen beinhalten Sequenzen von überlegt aneinandergereihten Kampfhandlungen, d. h. Angriffs- und Verteidigungsformen, die mit und ohne Waffen dargestellt werden. Als Waffen dienen beispielsweise Speere, Stöcke, Breitschwerter, die neungliedrige Kette oder der dreiteilige, mit Scharnieren verbundene Stock.
Taijiquan kann mit und ohne Gerät ausgeübt werden. Wird gemäß den Kriterien des Taijiquan mit einem Schwert oder einem Degen agiert, so spricht man von *Taijidao* bzw. *Taijijian*.
Der auffälligste äußere Unterschied zwischen Taijiquan und den übrigen Wushu-Disziplinen ist für den Betrachter die sehr langsame, zeitlupenartige Ausführung der Bewegungen beim Taijiquan.
Wushu-Wettbewerbe werden nach einem strengen Reglement mit Punktwertung durchgeführt, ähnlich dem beim Kunstturnen oder Eiskunstlauf. *Gekämpft* wird in den Einzelwettbewerben gegen einen imaginären Gegner oder zu zweit oder zu dritt gegen Sparringspartner, wobei nach einem festgelegten Ablauf *angegriffen* und *verteidigt* wird, so daß bei Einhaltung der Regeln harte und direkte Körpertreffer – und damit eine Verletzungsgefahr – so gut wie ausgeschlossen werden.
Wann genau Wushu als traditioneller chinesischer Kampfsport erstmalig in Erscheinung trat, läßt sich nicht mit Sicherheit belegen. Kann man Taijiquan etwa dreihundert Jahre zurückverfolgen, so hat Wushu eine weitaus ältere, belegbare Tradition. Demnach zog man schon im 7. Jahrhundert in den verschiedenen Dynastien Wushu-Leistungen als Auswahlkriterien für die körperliche Eignung zur Einberufung in den Militärdienst heran.
Vor allem in der Song-Dynastie (960–1279) und Ming-Dynastie (1368–1644) wurden Wushu-Wettbewerbe gefördert und in der Öffentlichkeit durchgeführt. In der Qing-Dynastie (1644–1911) fand Wushu auch als Mittel körperlicher Ertüchtigung und zur Gesunderhaltung in der Bevölkerung Zuspruch.
Bedingt durch die beiden Weltkriege in unserem Jahrhundert und durch die nachfolgenden politischen und gesellschaftlichen Umwälzungen und Veränderungen in der VR China, kam die Popularität von Wushu erst wieder Ende der 70er und dann in der zweiten Hälfte der 80er Jahre über

die Landesgrenzen hinaus entscheidend zur Geltung. In Deutschland gibt es seit 1988 einen Bundesverband *Deutsche Wushu Federation e.V.* mit Sitz in Dinslaken.

Die Entwicklung von Taijiquan-Schulen

Taijiquan als Wushu-Disziplin hat eine eigene Historie. Sie ist die Geschichte der Entwicklung und Entstehung von Schulen, durch die das Taijiquan bis in unsere Gegenwart überliefert wurde.

Die Chen-Schule

Bis heute ist noch nicht völlig geklärt, wer der eigentliche Begründer des Taijiquan war. In der VR China neigt man dazu, diese Ehre einem gewissen Chen Wangting zukommen zu lassen, der im 17. Jahrhundert lebte und der 9. Generation einer Familie Chen aus dem Bezirk Wenxian in der Provinz Henan angehörte.
Bei der Entwicklung seines Taijiquan entnahm Chen Wangting wesentliche Anregungen aus dem Werk des berühmten Generals Qi Jiguang (1528 bis 1587), »Faustkampf in 32 Formen«, das als Handbuch für militärische Ausbildung diente. 29 dieser Formen integrierte Chen Wangting in seine eigenen Bewegungssequenzen.
Über zweihundert Jahre wurde Chen Wangtings Taijiquan ohne schriftliche Überlieferung von einer Generation zur nächsten weitergegeben. Erst ein Nachkomme aus der 16. Generation, Chen Xin (1849–1929), soll zwölf Jahre mit der Niederschrift eines Werkes mit dem Titel »Taijiquan mit Illustrationen« verbracht haben, das 1933 erstmalig veröffentlicht wurde und sich ganz dem Chen-Stil widmet.
Der heute bekannteste Vertreter des Chen-Stils in der VR China ist Chen Xiaowang, ein Nachkomme der 19. Generation der Chen-Familie und mehrfacher nationaler Meister in seinem Stil.
Auffallende Merkmale des Chen-Stils sind weiche, fließende Formen, die urplötzlich übergehen können in explosive, ruckartige Bewegungen, an denen der ganze Körper als Einheit beteiligt ist. Selbst Sprünge sind in der Sequenz enthalten. Aus der Tradition der Chen-Schule sind alle heute bekannten und bedeutenden Stilrichtungen des Taijiquan hervorgegangen.

Die Yang-Schule

Der meistverbreitete Taijiquan-Stil ist der der Yang-Schule.
Als Gründervater wird Yang Luchan (1795–1872) genannt, der als Kind armer Leute im Kreis Yongnian in der Provinz Hebei geboren wurde. Mit 10 Jahren kam er als Gehilfe in die Familie Chen. Schon bald entdeckte man sein großes Talent für die Kampfkünste. Chen Changxing (1771–1853), ein Meister aus der

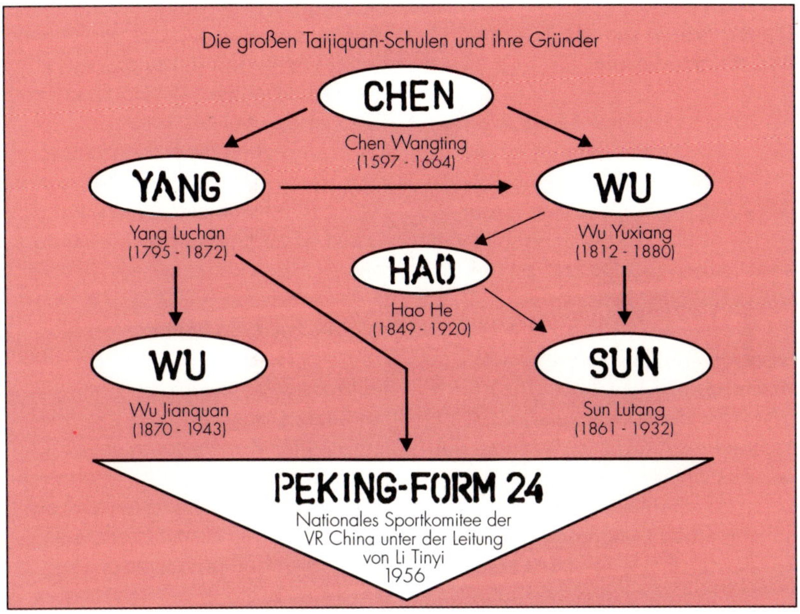

14. Chen-Generation, bildete ihn zu einem hervorragenden Wushukämpfer aus. Mit 40 Jahren kehrte Yang Luchan in seine Heimat zurück und verdiente mit Taijiquan-Unterricht seinen Lebensunterhalt. Wenig später ging er nach Peking, um auch dort zu lehren.

Sowohl Yang Luchan selbst als auch sein Sohn, Yang Jianhou (1839 bis 1917), und vor allem sein Enkel, Yang Chengfu (1883 –1936), arbeiteten stetig an der Verbesserung und Modifizierung ihres Stiles. Der auch heute noch innerhalb und außerhalb der VR China gepflegte »traditionelle« Yang-Stil geht in seinen grundlegenden Ausdrucksformen wesentlich auf Xang Chengfu zurück.

Im Gegensatz zum Chen-Stil ist der Yang-Stil gekennzeichnet durch einen gleichmäßig fließenden Bewegungsablauf und durch harmonisch ineinandergreifende Übergänge der einzelnen Formen. Er ist auch in seinen Anforderungen der Bewegungsführung weniger kompliziert, was aber keineswegs eine qualitative Minderung der Stilform bedeutet.

Die heute populärsten Sequenzen des *Yang-Taijiquan* sind:

1. Die traditionelle *Yang-Form* nach Yang Chengfu (85),

2. die *Kurze Peking-Form* (24),

3. die *Yang-Wettkampf-Form* (40).

Die Wu-Schule des Wu Yuxiang und die Hao-Schule

Als Yang Luchan mit 40 nach Yongnian zurückkehrte, wohnte er auf einem Grundstück der Familie Wu. Der Zufall ergab, daß Wu Yuxiang (1812–1880) die Bekanntschaft von Yang Luchan machte und sich von ihm in Taijiquan unterweisen ließ. Um die letzten Feinheiten zu erlernen, reiste Wu Yuxiang im Jahre 1852 zu Yangs Lehrer Chen Changxing nach Wenxian. Doch Chen war aus Altersgründen nicht mehr in der Lage, Wu selbst zu unterrichten, und so schickte er ihn zu einem entfernten Neffen namens Chen Qingping (1795 bis 1868), der ihm eine überarbeitete Version des ursprünglichen Chen-Stils beibrachte.
Wu Yuxiang entwickelte auf der Basis des von Yang Luchan und von Chen Qingping Gelernten seinen eigenen Stil, für den schnelle und eng geführte Bewegungsfolgen typisch sind. Über Wus Neffen Li Jinglun (1832–1892) und dessen Schüler Hao He (1849 bis 1920) wurde die Stilrichtung fortgeführt, wobei dann Hao He später die Zahl der Formen innerhalb der Sequenz erhöhte, zahlreiche Veränderungen vornahm und somit eine neue, nach ihm benannte Schule ins Leben rief.

Die Sun-Schule

Bei einem Peking-Besuch 1912 lernte Hao He Sun Lutang (1861–1932) kennen. Sun stammte aus der Provinz Hebei und genoß in Peking, wo er sich niedergelassen hatte, einen hervorragenden Ruf als Meister der Faustkampfarten Baguazhang und Xingyiquan. Hao zog sich bei seinem Peking-Aufenthalt eine schwere Krankheit zu. Sun Lutang kümmerte sich um Hao und vermittelte ihm die besten erreichbaren Ärzte. Als Dank für Suns Fürsorge unterrichtete Hao ihn nach seiner Genesung in seinem Taijiquan-Stil.
Sun Lutang integrierte die von Hao erworbenen Kenntnisse in seinen bereits vorhandenen großen Erfahrungsschatz von Faustkampfarten und entwickelte schließlich mit 85 Formen eine eigenständige Sequenz. Der Sun-Stil ist zügig in seinen Handbewegungen, weich und fließend beim Wechsel von Be- und Entlastung in der Beinarbeit.

Die Wu-Schule des Wu Jianquan

Wu Jianquan (1870–1943) war mandschurischer Abstammung. Seine hervorragenden Kenntnisse und Fertigkeiten im Taijiquan erwarb er von seinem Vater. Dieser lernte Taijiquan von Yang Luchan und dessen zweitem Sohn, Yang Banhou (1837–1892).
Wu Jianquan lehrte lange Jahre zunächst im Yang-Stil, bis er daraus seinen eigenen Stil entwickelte.
1928 unterrichtete Wu, der inzwischen zum Professor ernannt worden war, bei der *Gesellschaft für*

Wushu in Shanghai. 1953 gründete er die *Jianquan-Taijiquan-Gesellschaft*, die eine wichtige Rolle bei der Förderung und Verbreitung der Wu-Schule spielte.
Der Wu-Stil des Wu Jianquan wirkt in seinem Ausdruck weniger sanft als der Yang-Stil, ist kompakter und in allen kreisförmigen Bewegungsführungen raumsparender.
Geht man nach der Popularität der verschiedenen Stile, so dürfte der Wu-Stil des Wu Jianquan hinter dem Yang- und Chen-Stil vor allem außerhalb der VR China an dritter Stelle liegen.

Aus der Geschichte des Qigong

Seit über 2500 Jahren kennen die Chinesen gymnastische Übungen vielfältiger Art, von denen die Qi-Übungen eine besondere Stellung einnehmen. Integriert in das philosophisch-religiöse und medizinische Denken der Zeit dienten sie damals wie heute als adjuvante, d. h. unterstützende Therapie sowohl der vorbeugenden als auch der nachsorgenden Gesundheitspflege.
Bevor wir die historische Entwicklung des Qigong tabellarisch skizzieren, wollen wir einige sich wiederholende Begriffe erklären:
Zur Bedeutung von »Qi« und »Qigong« verweisen wir auf Seite 25 ff.
Ein früher wie heute in China häufig verwendetes Synonym für »Qigong« ist »Daoyin«, welches »Übungen zum Leiten und Dehnen« bezeichnet, deren Zweck es ist, »(. . .) das qi durch den Körper zu ›leiten‹ (dao) und ihn zu ›dehnen‹ (yin), so daß er geschmeidig und für das qi durchlässig wird« (ENGELHARDT 1987, 288).
Die Abkürzung »TCM« steht für »Traditionelle Chinesische Medizin« mit ihren drei wesentlichen Therapiegebieten Akupunktur, Moxibustion*) und Pharmakologie.

Die Ursprünge

Vor 206 v. Chr.

- Entstehung der inhaltlichen Konzeptionen und philosophischen Grundlagen des Qigong und der TCM: Yin-Yang-Theorie, Fünf Elemente, Qi-Konzept.
- Erste Beschreibungen von Qi-Übungen auf Bronze-Inschriften (JIAO 1992, 17).
- Kompilation des ältesten medizinischen Werkes der Welt, des »Huangdi Neijing« oder »Der Klassiker des Gelben Kaisers zur Inneren Medizin«. Darin Hinweis auf Behandlung von Krankheiten mit Daoyin-Methoden (LIN ZH., *China Sports,* Nr. 3, 92).
- Fund eines Nephritgegenstandes aus dem 4. Jh. v. Chr. mit Inschrift über eine spezifische Qi-Technik (JIAO 1992, 18).

*) Abbrennen bestimmter Substanzen (z. B. Beifuß) über Reizpunkten mit dem Ziel der Zuführung aktiver Yang-Energie.

Der Weg durch zwei Jahrtausende

206 v. Chr. – 220 n. Chr., Han-Dynastie

- 1973 Fund eines Seidenbildes mit Daoyin-Übungen im Mawangdui-Grab Nr. 3 bei Changsha (Datierung ca. 169 v. Chr.) (LIN ZH. *China Sports* Nr. 1, 1992).
- Der Arzt Hua Tuo (ca. 141–203) entwickelt Gymnastikformen, die Tierbewegungen zum Inhalt haben, und nennt sie »Das Spiel der Fünf Tiere« (Tiger, Hirsch, Bär, Affe, Vogel) (JIAO 1992, 20).

265–419 n. Chr., Jin-Dynastie

- Der Arzt Ge Hong (281–341) preist in seinen »Verordnungen für Notfälle« Qi-Übungen als Vorbeugung gegen Krankheiten und zur Harmonisierung der Körperkräfte (LIN ZH. *China Sports* Nr. 3, 1992).

581–618 n. Chr., Sui-Dynastie

- Der Arzt Chao Yuanfang (550–630) stellt in seinen »Abhandlungen über Ursprung und Verlauf von Krankheiten« eine Sammlung von 213 Daoyin-Übungen als Therapiemittel vor (LIN ZH. *China Sports* Nr. 3, 1992).

618–907 n. Chr., Tang-Dynastie

- Ein umfassendes Beispiel zum Verständnis des historisch-philosophischen Fundaments der klassischen Qi-Übungen in Verbindung mit der Konzeption der TCM ist die Abhandlung des 12. Patriarchen der daoistischen Shangqing-Schule, Sima Chengzhen (647–735 n. Chr.), über »Die essentielle Bedeutung der Aufnahme des Qi« (ENGELHARDT 1987).

960–1279 n. Chr., Song-Dynastie

- Wahrscheinlich taucht in dieser Periode der Begriff **Qigong** erstmalig auf (ENGEHARDT 1987, 16).

1368–1644 n. Chr., Ming-Dynastie

- Mitte des 16. Jh. Beginn eines Qigong-Booms in fast allen Zirkeln der chinesischen Medizinpraxis. Prominenteste Vertreter:
Yang Jizhou (1522–1620),
Chen Jiru (1558–1639),
Cao Yuanbai (ca. 1550)
(LIN ZH. *China Sports* Nr. 3, 1992).

1644–1840 n. Chr., Qing-Dynastie bis Opiumkrieg

- Fortdauer des Qigong-Booms.
- *Qigong* als Sammelbegriff für Qi-Übungen etabliert sich zu Beginn der Qing-Dynastie im ganzen chinesischen Reich (ENGELHARDT 1987, 16; LIN ZH. *China Sports* Nr. 3, 1992).

1840–1911 n. Chr., Qing-Dynastie bis zur Revolution

- Mit dem Niedergang der TCM ab 1822 (Schließung der Abteilung für Akupunktur und Moxibustion an der Kaiserlich-Medizinischen Hochschule in Peking) erlahmt unter den Ärzten und in der breiten Öffentlichkeit auch das Interesse an Qigong (LIN ZH. *China Sports* Nr. 1, 1992; SCHMIDT 1992, 39).

Qigong im 20. Jahrhundert

1911–1949, Zeit der Republik

- Parallel zur Diskriminierung der TCM gerät Qigong in den ersten zwei Jahrzehnten der Republik fast völlig in Vergessenheit.
- Mitte der dreißiger Jahre erste Bemühungen um ein Wiederaufleben des Qigong in moderner Form durch verschiedene Ärzte, allen voran Liu Guizhen (ENGELHARDT 1987, 17; SCHMIDT 1992, 40).

1949 bis zur Gegenwart

- Rehabilitierung der TCM.
- In den fünfziger Jahren Propagierung der gleichberechtigten Anwendung von TCM und westlicher Medizin.
- Steigendes Interesse an Qigong.
- 1979 Einberufung einer »Nationalen Arbeitskonferenz für Qigong-Forschung« durch das Internationale Institut für TCM in Peking.
- Seit den achtziger Jahren in China eine neue Qigong-Euphorie; schätzungsweise 50 Millionen Chinesen betreiben freiwillig oder krankheitsbedingt Qigong.
- Seit Ende der achtziger Jahre steigt die Popularität des Qigong auch in der westlichen Welt.
- Allein in Deutschland sind seit März 1994 23 deutschsprachige Bücher zum Thema Qigong auf dem Markt (JIAO 1992, 22; QIAN, P. *China Sports* Nr. 3, 93; SCHMIDT 1992, 40 f.).

Der Einfluß der chinesischen Philosophie

Zum besseren Verständnis des Wesens des Taijiquan und Qigong sollte der Anfänger neben einem Grundwissen über die faktische Entstehungs- und Entwicklungsgeschichte der Taijiquan-Schulen und des Qigong auch Kenntnisse darüber haben, wie Taijiquan und Qigong mit der chinesischen Philosophie, deren Wurzeln mindestens bis in das 5. Jahrhundert v. Chr. reichen, verwoben sind.
Bei der Ausübung des Taijiquan und des Qigong geht es nicht um bloße Zweckgymnastik und Ästhetik in der Bewegung, sondern auch um eine **innere Einstellung.** Diese basiert auf der Lebensphilosophie der **Ausgewogenheit** sowie der Bewußtheit, daß nämlich der Mensch einem steten Wandel, dem Naturgesetz des Entstehens und Vergehens, ausgesetzt ist, einem kosmischen Prozeß, den die alten Chinesen *Dao* (auch *Tao*) nannten.

Dao

»Das Hauptmerkmal des Tao ist die zyklische Natur seiner unaufhörlichen Bewegung und Wandlung. (. . .) Es ist die Vorstellung, daß alle Entwicklungen in der Natur, in der physischen Welt und in der menschlichen

Situation zyklische Strukturen des Kommens und Gehens, der Ausdehnung und der Kontraktion aufweisen. (. . .) Die Vorstellung von der zyklischen Struktur der Bewegung des Tao erhielt durch die Gegenpole Yin und Yang ein definiertes Gerüst« (CAPRA: Das Tao der Physik 1988, 109 f.).

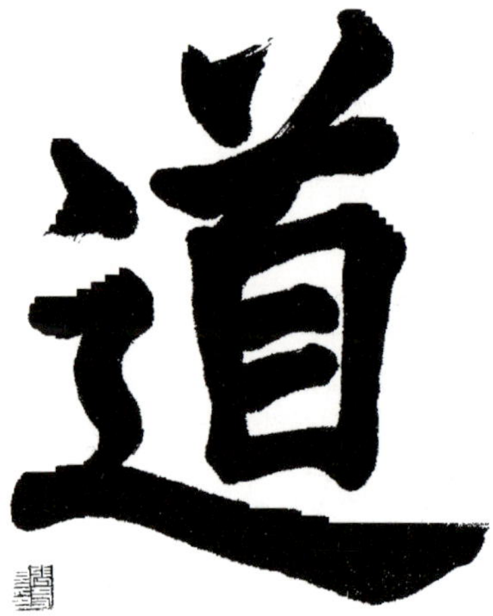

DAO

Allerdings haben wir es im Taijiquan entsprechend bewegungstheoretischen Grundlagen mit sogenannten *azyklischen* Bewegungen zu tun, die fließend hintereinander ablaufen (sog. Bewegungskombinationen). Der in der Philosophie verwendete Begriff des Zyklischen bezieht sich in erster Linie auf den ständigen Wechsel von Spannung und Entspannung in der Muskulatur und somit eigentlich auf das *Fließende einer Bewegung;* die gleichen Erscheinungsmerkmale ergeben sich in den fließenden Verbindungen der von uns als bewegungstheoretisch korrekter bezeichneten azyklischen Bewegungen. In diesem Vergleich sehen wir aber keinen grundsätzlichen Widerspruch. Dao intellektuell erfassen zu wollen ist müßig. »Tao kann letztlich nur in der Stille (t'ien) oder durch intuitive Erkenntnis (chin) erreicht, vielleicht besser: erahnt oder erspürt werden« (WALF 1989, 25).

Die Qi-Übungen waren für die alten Chinesen ein Mittel unter vielen, um Dao zu »erahnen« oder zu »erspüren«. Es ging ihnen nicht nur um die rein physische Atempflege, sondern letztlich darum, im menschlichen Körper die »im Kosmos immanente Ordnung« zu verwirklichen. Einer ihrer Leitsätze lautete: »Mein Geschick liegt in mir selbst und nicht im Himmel« (ENGELHARDT 1987, 13).

Die Yin-Yang-Theorie

Die Essenz der Yin-Yang-Theorie lautet, daß alle Erscheinungen der Welt zwei gegensätzliche, sich aber ergänzende Seiten enthalten. So entspricht nach daoistischer Anschauung der Himmel *Yang,* die Erde *Yin.* Der Himmel oben ist *Bewegung,* die Erde unten *Ruhe,* und zwischen den beiden Polen steht der Mensch, der diese polaren Kräfte gleichermaßen symmetrisch in sich vereinigt. Der Oberkörper des Menschen ist Yang, der Unterkörper Yin.

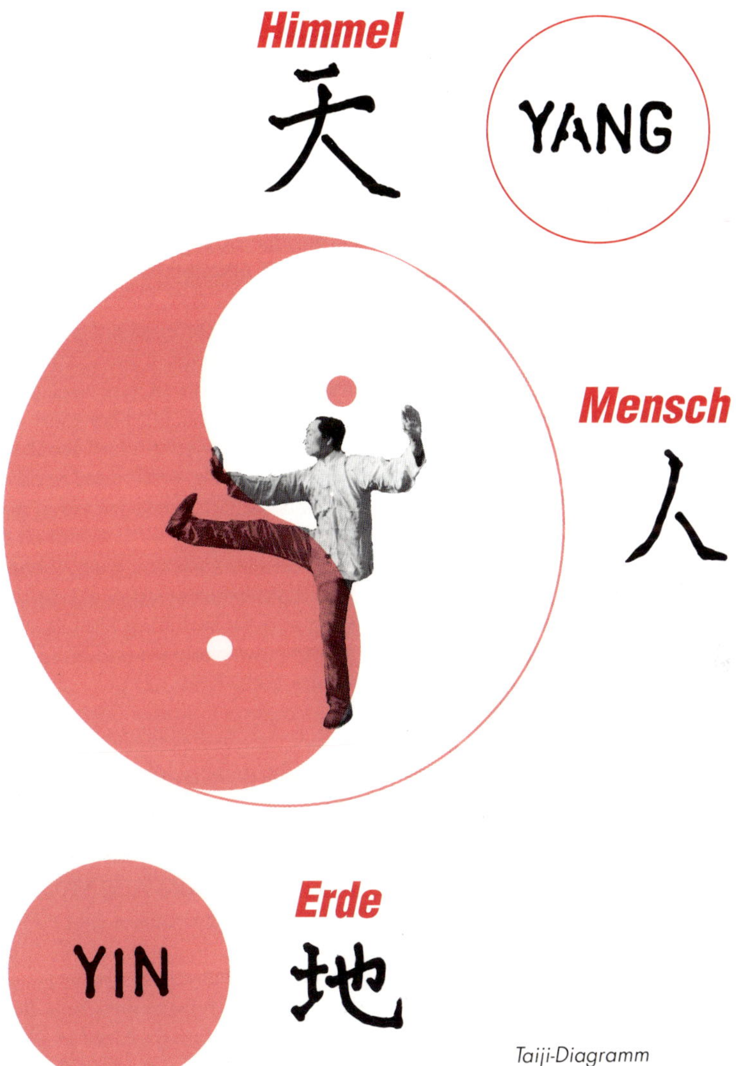

*Taiji-Diagramm
oder
Diagramm des
Allerhöchsten Prinzips*

Diese Kräfte wirken nicht statisch, sondern sind dynamisch angelegt, d. h. sie besitzen Funktion. Alles, was sich bewegt und *aktiv* ist, was kräftige Funktion und Bewegung zeigt, gehört zum *Yang.* Alles, was sich ruhig verhält, was sich *passiv* zeigt, und schwache Funktion hat, gehört zum *Yin* (vgl. SCHNORRENBERGER 1985, 50 ff.).
Der dynamische Charakter von Yin und Yang wird durch das bekannte »Taiji-Diagramm«, auch »Diagramm des Allerhöchsten Prinzips« genannt, dargestellt. Es zeigt eine Rotationssymmetrie, in der der dunkle Teil *Yin,* die *Erde,* repräsentiert und der helle Teil *Yang,* den *Himmel.* Die Abbildung auf Seite 23 veranschaulicht diese beiden Kräfte.

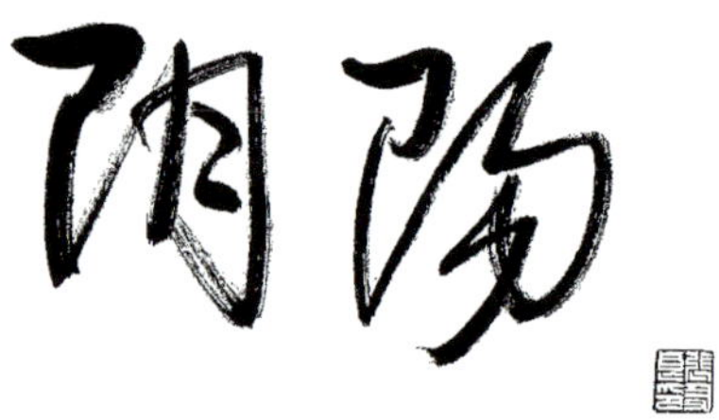

YIN und YANG

»Die beiden Punkte im Diagramm symbolisieren die Vorstellung, daß jedesmal, wenn eine der beiden Kräfte ihren Extremwert erreicht, sie bereits die Saat des Gegenteils in sich trägt« (CAPRA: Das Tao der Physik 1988, 111).
Im alten chinesischen Denken sind die beiden Pole *Yin* und *Yang* keine widerstreitenden Gegensätze, sondern nur verschiedene Seiten derselben Medaille.
»Nichts ist nur *Yin* oder nur *Yang«,* schreibt CAPRA in »Wendezeit«.
»Alle Naturerscheinungen sind Manifestationen eines kontinuierlichen Wechselspiels zwischen den beiden Polen, alle Übergänge finden stufenlos und in ununterbrochener Aufeinanderfolge statt. Die natürliche Ordnung besteht in einem dynamischen Gleichgewicht zwischen *Yin* und *Yang«* (1988, 32).
Für die Praxis der Traditionellen Chinesischen Medizin und somit auch für Qigong heißt dies, »daß die biologischen Prozesse nur dann normal ablaufen und die Gesundheit nur dann bewahrt werden kann, wenn der Organismus in ständiger Bewegung und Veränderung ein Gleichgewicht zwischen Yin und Yang bewahrt« (JIAO 1992, 27).
Übertragen auf unsere Qigong-Formen, die zur Kategorie der *Übungen-in-Bewegung* gehören, »praktiziert man *außen Bewegung, innen Ruhe* und *Ruhe in der Bewegung.* Auf diese Weise wurzeln Bewegung und Ruhe ineinander, und Yin und Yang sind ausgewogen« (JIAO 1992, 27).

Dem gleichen Prinzip entspricht der generelle Bewegungsablauf im Taijiquan. So unterscheiden wir *Yin-* und *Yang-Bewegungen* der Arme und Beine, im stetigen Wechsel der Anspannung und Entspannung. Diese Bewegungen erfolgen nicht isoliert,

sondern im harmonischen Zusammenspiel mit Kopf und Rumpf und bilden so ein einheitliches Ganzes.
In den »Klassischen Schriften« des Taijiquan lesen wir dazu bei Wu Yuxiang:
»Bewegt man einen Körperteil, ist der ganze Körper aktiv; wird dieser eine Teil nicht mehr bewegt, kommt der ganze Körper zum Stillstand« (in: Jou 1981, 192).
Kommen wir auf die Bedeutung des *Taiji* zurück, so gilt sowohl für Taijiquan als auch für Qigong, daß »Atmung, Bewegung und Konzentration dem ständigen Wechselspiel von Yin und Yang (folgen), um dadurch den ›Urgrund‹ im eigenen Körper zu aktivieren und gänzlich Teil des kosmischen Geschehens zu werden« (Engelhardt in: Proksch 139).
Vergleiche hierzu auch Seite 30: »Was heißt Taijiquan?«.

Was heißt Qi, wie wirkt es?

Wir fragen natürlich sofort nach der Bedeutung und der Wirkung des Qi. Ist es eine definierbare Substanz, ist es überhaupt Materie, die in unserem Körper fließt, und wie kann sie gelenkt werden?

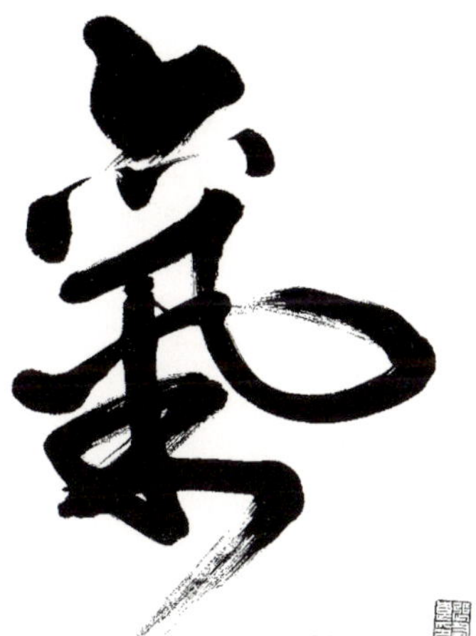

QI

Das Qi-Konzept

Im theoretischen Gerüst des Taijiquan ist *Qi* (auch Chi oder Ch'i) ein zentraler Begriff, der nur im Zusammenhang mit der Theorie des Yin und Yang verständlich wird.
»Der Geist lenkt den Fluß des Qi, damit es tief sinken und sich in den Knochen sammeln kann. Wenn das Qi im Körper frei fließt, ohne Behinderung, wird dieser leicht durch den Geist gelenkt« (in: Jou 1981, 186).
So lautet ein weiterer Lehrsatz des Wu Yuxiang.

Der Bedeutungsumfang des Zeichens Qi läßt zunächst keine kurze, alles umfassende Übersetzung zu. Allgemein kann man sagen, »daß dieser Vielfalt von Bedeutungsinhalten ein Moment des *Durchdringens, Strömens, Sich-Verbreitens* gemeinsam ist« (Engelhardt 1987, 2).
Aus einem um 320 n. Chr. verfaßten Text erfahren wir über die allumfassende Eigenschaft des Qi:
»Der Mensch lebt inmitten von Qi und Qi erfüllt den Menschen.

Angefangen bei Himmel und Erde bis zu den Zehntausend Wesen, alles bedarf des Qi, um zu leben. Wer das Qi zu führen weiß, nährt im Inneren seinen Körper und wehrt nach außen hin schädigende Einflüsse ab« (ENGELHARDT 1987, 3).

So ist nach traditionellem Verständnis Qi nicht nur innerhalb des menschlichen Körpers wirksam, sondern durchdringt den ganzen Kosmos. Es beeinflußt also den Menschen von innen und wirkt auch von außen auf ihn ein. Damit ließe sich der Begriff Qi in den Bereich der Energetik einordnen, jedoch *ist Qi keine nachweisbare Substanz, die fließt.*

PORKERT definiert: »Ch'i kommt dem nahe, was unser Ausdruck *Energie* besagt. Es kommt ihm nahe, ist aber kein wirkliches Äquivalent. Ch'i impliziert immer eine Qualifikation, und zwar die Qualifikation von etwas Gerichtetem. Ch'i impliziert eine Ausrichtung, eine Bewegung in eine bestimmte Richtung« (nach CAPRA 1987, 178 f.).

Der Physiker CAPRA, der der Frage nachging, ». . . in welcher Beziehung Ch'i zum Energiebegriff in der Physik steht, der dort ein quantitatives Maß von Energie ist«, kommt zu folgendem Urteil: »Ch'i ist keine Substanz und hat auch nicht die rein quantitative Bedeutung unseres wissenschaftlichen Begriffes Energie. In der chinesischen Medizin wird das Wort auf sehr subtile Weise gebraucht, um die verschiedenen Muster des Fließens und Fluktuierens im menschlichen Körper zu beschreiben, aber auch den fortlaufenden Austausch zwischen Organismus und Umwelt. Ch'i bezieht sich nicht auf den Fluß einer besonderen Substanz, sondern scheint mehr das Prinzip des Fließens an sich darzustellen, das nach chinesischer Ansicht stets zyklisch ist« (1987, 177).

Welche Grundvorstellungen verbinden sich im chinesischen Denken mit **Qi?** Komprimiert und stark vereinfacht läßt sich das Konzept so darstellen:

- Jedem Menschen ist durch Vererbung eine bestimmte Qualität des Qi, die sehr hoch, aber auch sehr niedrig sein kann, mit in die Wiege gelegt. Man nennt es **Yuan-Qi,** ererbtes oder pränatales Qi.
- Durch die *Nahrung* nehmen wir ebenfalls Qi auf, das **Gu-Qi** oder Nahrungs-Qi.
- Das **Kong-Qi** gelangt durch die *Atmung* in den Körper und vereinigt sich zusammen mit dem **Yuan-** und **Gu-Qi** zum Normalen Qi oder **Zheng-Qi,** »das den ganzen Körper erfüllt«.
- **Zheng-Qi** oder Normales Qi ist der Oberbegriff für zahlreiche weitere Qi-Arten, die ganz spezielle Funktionen ausüben.

Das **Zheng-Qi** hat gemäß den »Grundlagen der traditionellen chinesischen Medizin« der Shanghaier Akademie für TCM *fünf Hauptfunktionen* im menschlichen Körper, die wir in nebenstehender Grafik zusammenfassen (in: KAPTCHUK 1988, 48 f.).

Das Qi-Konzept

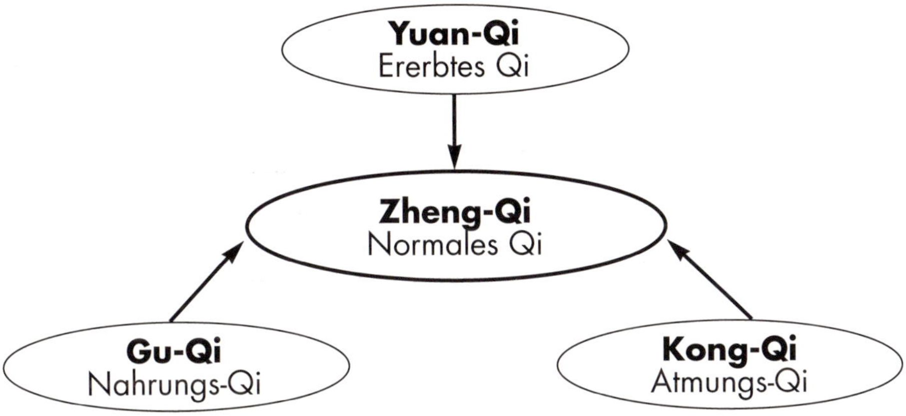

Funktionen des Qi

1. Quelle aller Bewegungen im Körper, begleitet jede Bewegung
2. Schützt den Körper vor pathologischen Umwelteinflüssen
3. Quelle harmonischer Transformation im Körper (Nahrung → Blut / Nahrung → Urin)
4. Regelt die Bewahrung von Körpersubstanzen und Organen
5. Wärmt den Körper

Die wichtigste Funktion, die Taijiquan und Qigong berührt, ist die der Zuständigkeit für jede Form der Bewegung. Der Zustand des Qi ist jedoch generell für die gesundheitliche Verfassung des Menschen verantwortlich. Vereinfacht ausgedrückt ist nach der traditionellen chinesischen Medizin der menschliche Körper aus Yin- und Yang-Teilen (d. h. aus Yin- und Yang-Organen) zusammengesetzt. Der Mensch ist dann gesund, wenn sich alle diese Teile in einem harmonischen Gleichgewicht befinden. Dieses Gleichgewicht wird durch das ungehinderte Fließen von Qi (also »Lebensenergie« im weitesten Sinne) entlang einem System von Meridianen aufrechterhalten, wobei Yang-Meridiane zu Yin-Organen und Yin-Meridiane zu Yang-Organen führen. Wird nun Qi durch irgendeine Ursache am Fließen gehindert, so kommt es zu einer Störung oder Blockierung, und als Konsequenz erkrankt das betreffende Organ, d. h. der Mensch wird krank. Man versucht zu heilen, indem man Nadeln in entsprechende Akupunktur-Punkte setzt, die sich auf den Meridianen befinden, um so den Fluß des Qi wieder zu ermöglichen.

Wenn der Vater mit dem Sohn …

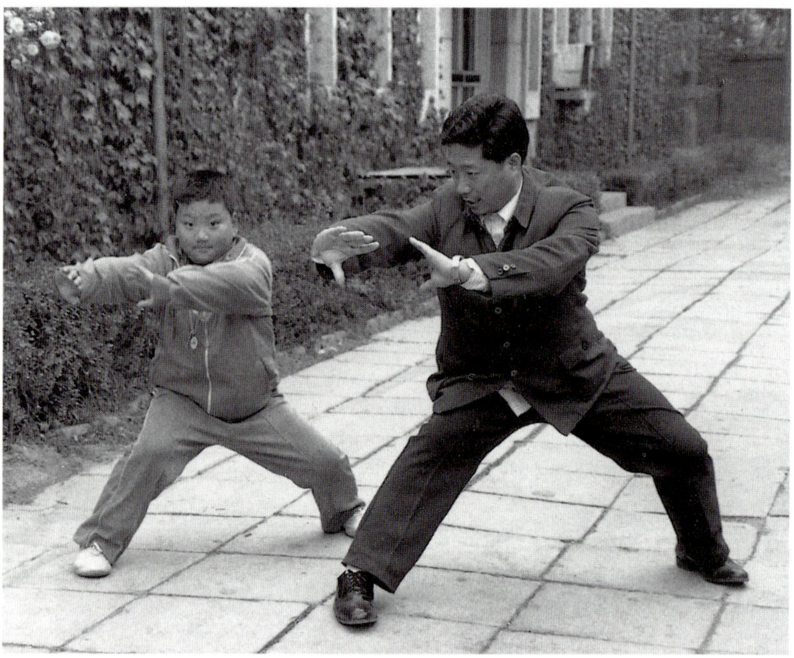

Daß gezielte Qi-Übungen ähnliche Effekte hervorrufen können, geben die historischen Überlieferungen und die medizinische Forschung der TCM wieder.

Die Bedeutung des Qi für Taijiquan und Qigong

Im Taijiquan, um den Lehrsatz von Wu Yuxiang wieder aufzunehmen, geht es darum, durch die geistige Lenkung (ENGELHARDT spricht von Imagination) des Qi-Flusses den »Energiestrom« so fließen zu lassen, daß keine Behinderungen beziehungsweise Blockierungen auftreten können und daß somit das gesamte Wohlbefinden des Übenden erhalten und gestärkt wird. Diese geistige Lenkung geschieht durch korrekte Ausführung der Bewegungen im Sinne der Kriterien (s. Seite 43 ff.) und Bewegungsgesetze. Gleiches gilt für die Durchführung der Qi-Übungen, wenn sie optimal wirken sollen.
Der jeweilige Unterschied zwischen Taijiquan und Qigong in der »physiologischen Behandlung« des Qi ist der, daß beim Taijiquan in der Yang- oder Endphase der Form (vgl. »Die menschliche Bewegung«, Seite 48 ff.) Qi erzeugt, d. h. nach außen »abgegeben«, während beim Qigong Qi in den Körper »aufgenommen« wird. Schon aus diesem Grunde sehen wir in der Kombination von Qigong und Taijiquan eine ideale gegenseitige Ergänzung.

Der Umgang mit dem Qi

Wie soll nun der Übende mit dem Qi umgehen? Er lasse sich durch die Kompliziertheit der Thematik nicht abschrecken, sondern bemühe sich zunächst um eine korrekte technische Ausführung der einzelnen Formen, und dies mit Geduld und Ausdauer. Es ist gut und wichtig, einen Einblick in den theoretischen Bereich zu haben, dennoch ist die Praxis am wichtigsten.
Wollen wir das Qi-Konzept akzeptieren, müssen wir uns chinesischer Denkart öffnen. »Eine (. . .) Diskussion über die Bedeutung eines Konzeptes an sich – die im Westen in jeder systematischen Abhandlung erwartet wird – ist den Chinesen jedoch absolut fremd. Weder klassische noch moderne chinesische Texte spekulieren über die Natur des Qi, noch versuchen sie, diese begreiflich zu machen. Qi wird vielmehr funktional verstanden: durch sein Wirken« (KAPTCHUK 1988, 46 f.).
KAPTCHUKS Aussage steht in vollem Einklang mit der Antwort eines chinesischen Klinikchefs auf die Frage eines deutschen Professors nach der wissenschaftlichen Begründung der Akupunktur: »Ich will gerne versuchen, Ihnen diese zu erklären, aber ich muß Ihnen sagen, uns interessiert diese Frage überhaupt nicht. Uns genügt, daß die Methode seit 2500 Jahren wirkt« (Leserbrief von V. Carstens an den *Spiegel,* zitiert bei PORKERT 1986, 404).

Was heißt Taijiquan?

太	TAI	• höchst • allergrößt • in weiter Ferne
极	JI	• extrem • äußerstes Ende • äußerster Punkt • Gipfelpunkt
拳	QUAN	• Faust

Zur Interpretation

Das Wort *Taijiquan* setzt sich aus drei Schriftzeichen zusammen, die zwei Begriffe bilden: *taiji* und *quan.* Zur Bedeutung von *taiji* schreibt ENGELHARDT: »Die grundsätzliche Vorstellung, die mit diesem Begriff verbunden wird, ist die eines undifferenzierten Urgrundes, welcher der Entstehung der Welt zugrunde liegt. Auf diesem Urgrund bilden sich die beiden polaren Kräfte Yin und Yang heraus, durch deren wechselseitige Interaktion die Welt entsteht. Zum ersten Mal erscheint der Begriff *taiji* im ›Buch der Wandlungen – *Yijing*‹, wo es heißt: In den Wandlungen gibt es das *taiji,* das die beiden Kräfte (Yin und Yang) hervorbringt« (in: PROKSCH 1987, 139). Der Begriff *quan* kann in dreifacher Weise ausgelegt werden:

1. Kampf mit leerer Faust (Kampf ohne Waffe)
2. Sammlung der Lebenskräfte im Körperinnern
3. Die Ausgewogenheit der beiden Kräfte *Yin* und *Yang* (vgl. ENGELHARDT in: PROKSCH 1987, 140)

Chen Xin, ein Exponent der Chen-Schule (Seite 16), erwähnt als erster den Gesamtbegriff taijiquan in seinem Werk über »Taijiquan«. ENGELHARDT zitiert daraus: »Der Begriff *quan* bedeutet auch Ausgewogenheit; deshalb wägt man die Dinge ab und erkennt ihre Schwere oder Leichtigkeit. Aber das Grundprinzip (des Taijiquan) wurzelt in Wirklichkeit im *taiji,* und dabei ist seine Anwendung untrennbar mit beiden Fäusten verbunden. Überdies stellt der gesamte menschliche Körper von oben bis unten ein *taiji* dar, und zugleich ist der gesamte menschliche Körper ein *quan.* Man sollte *quan* nicht nur im Sinne von Faust verstehen« (in: PROKSCH 1987, 140).

Zusammenfassung

Taijiquan betreiben heißt nach chinesischem Verständnis, durch die Übung der »Faust« (Quan) und unter Beachtung der Yin-Yang-Gesetze eine Verbindung zum Urgrund des Seins herzustellen, um an den universellen Kräften der Natur Anteil zu nehmen und so mit dem Universum in Einklang zu kommen. Höchstes Ziel ist es, durch die Beachtung der Ordnung der Natur ein hohes Maß an Harmonie und innerer Ausgeglichenheit zu erreichen.

Was heißt Qigong?

气	QI	• Dampf • Rauch • Atem • Lebensenergie
功	GONG	• Erfolg • Leistung • Wirkung

Zur Interpretation

Auch das Wort *Qigong* setzt sich aus zwei Begriffen zusammen: *qi* und *gong*. Zur Auslegung von *qi* siehe »Das Qi-Konzept«, Seite 25 ff. und auch »Aus der Geschichte des Qigong«, Seite 19 ff. *Gong* wird in der Literatur häufig mit »Arbeit« übersetzt und kombiniert mit *qi* als »Arbeit am Qi« oder »Arbeit mit dem Qi«.

Diese Deutung ist sicherlich auch impliziert, scheint uns aber den Gesamtgehalt nicht ausreichend zu berücksichtigen. Natürlich stimmen wir denen zu, die sagen, *Qigong* (und *Taijiquan)* lassen sich überhaupt nicht befriedigend übersetzen; dennoch wollen wir dem Anfänger und Leser dieses Buches zumindest eine »zusammenfassende Auslegung« zum besseren Verständnis anbieten.

Zusammenfassung
Qigong betreiben bedeutet für die Chinesen, den von Qi durchdrungenen Makrokosmos mit dem von Qi durchströmten Mikrokosmos des menschlichen Körpers durch gezielte, vitalitätsfördernde Atemübungen in Einklang zu bringen. Auch hier ist es das höchste Ziel, das geistige und körperliche Wohlbefinden des Menschen anzustreben und zu bewahren (vgl. ENGELHARDT 1987, 3).

Mit Taijiquan und Qigong gegen den Streß der Zeit

Streß und Zeit

Auf die Frage »Was ist Streß?« könnten die meisten vielleicht antworten wie der Kirchenlehrer Augustinus auf die Frage »Quid est tempus?« (»Was ist Zeit?«): »Wenn mich niemand danach fragt, weiß ich es; wenn ich es aber einem, der mich fragt, erklären soll, weiß ich es nicht« (in: GEISSLER 1989, 14).
Auch die Wissenschaft kann bis heute keine allgemeingültige Definition anbieten. Dies ist auch verständlich, wenn man bedenkt, daß jeder Mensch eine ganz individuelle Sicht der Welt hat und das gleiche unterschiedlich und sehr differenziert aufnimmt. Innerhalb dieser persönlichen Grenzen muß der Streß des einen nicht gleich der Streß des anderen sein. Auch spielt nach neuesten Erkenntnissen die genetische Konstellation bei Erkrankungen als Folge von Streß eine erhebliche Rolle.
Als gesichert gilt, daß ein durch Streß zu häufig und zu lange erhöhter Adrenalin- und Cortisolspiegel zu Schädigungen des Herz-Kreislauf-Systems, zur Schwächung des Immunsystems und zur Beeinträchtigung der Nervenzellen, die für das Kurzzeitgedächtnis wichtig sind, führen kann. Was aber für den einzelnen zu häufiger und zu langer Streß ist, darüber sind sich die Fachleute nicht einig.
Wohl einer der schlimmsten Stressoren ist der Mangelfaktor *Zeit.* Ihm begegnen wir täglich in allen Lebenssituationen:
Im *Beruf:* Termindruck, Leistungsdruck. Im Bereich der *Familie:* Koordinationsprobleme zwischen Beruf (Karriere!) und Familie. In der *Freizeit:* Gesellschaftliche Verpflichtungen, Verplanung der Freizeit.
»Warum haben wir keine Zeit?« fragt Ariane Barth mit ihrer Titelgeschichte im *Spiegel* (Nr. 20, Mai '89) und zitiert den ermordeten Vorstandssprecher der Deutschen Bank, Alfred Herrhausen, der beklagt, »daß unsere Zeit unter einer merkwürdigen Krankheit leidet, die ich Aktionismus und Hektik nenne. Wir nehmen uns nicht die Zeit, ruhig, abgewogen Dinge zu Ende zu denken.«
Es ist »die rasende Zeit der gehetzten Gesellschaft«, die uns, wenn wir nicht aufpassen, »im Reißwolf der Geschwindigkeit« zermalmt. »Fahren, Fahren, Fahren in einem immer rasanteren Tempo (ist) zur Weltroutine geworden« (BARTH). Ist der Mensch all dem hilflos ausgeliefert? Kann er sich nicht wehren?

Verlangsamung kontra Hektomanie

Was wir aber oft *verlieren,* wenn wir *Zeit gewinnen,* beschreibt symbolhaft die kurze, vielzitierte Episode von Hans Freyer, die von einem hochbetagten, strengen Moslem handelt, der sich zur Pilgerzeit nach langem Drängen der Familie dazu bewegen läßt, statt des beschwerlichen Fußwegs nach Mekka das Flugzeug zu

besteigen. Zurückgekehrt und befragt, wie es denn gewesen sei, meint der Alte, doch wohl nicht mit dem Geiste in Mekka gewesen zu sein, denn *»der Geist geht zu Fuß«* (in: GEISSLER 1989, 166).
Vom »Zeitgeist der Raserei« (BARTH), von der Hektomanie im Alltagsleben völlig unberührt zu bleiben, ist für jeden, der verantwortungsbewußt in unsere Gesellschaft eingebunden ist, utopisch. Dennoch kann der Mensch – und das unterscheidet ihn vom Tier – bis zu einem gewissen Grad umdenken, seine bisherige Situation umdeuten und auch ändern. Und weil der Mensch bewußt umdenken und umdeuten kann, muß sein spezifischer Streß nicht für immer sein Streß bleiben. Der Mensch kann seinen Lebensrhythmus beeinflussen, d. h. ihn in vielen persönlichen Bereichen *verlangsamen.* Das beginnt banal mit dem Kauen beim Frühstück und endet mit dem Abspannen vor dem Schlafengehen.

Taijiquan und Qigong als Exerzitium

Allein die Erkenntnis, den Lebensrhythmus verlangsamen zu sollen, genügt nicht. Wir müssen die *Verlangsamung* einüben; *einüben* an einem *Objekt,* an einem *Medium,* um dann im Sinne DÜRCKHEIMS die im Exerzitium geübte *Haltung* zum Gesetz des Verhaltens im Alltag, d. h. des Verhaltens überhaupt werden zu lassen (vgl. DÜRCKHEIM 1985, 96).
Mit Taijiquan und Qigong können wir zu einer solchen Haltung und zur Verlangsamung des Lebensrhythmus gelangen. Schon YANG CHENGFU, einer der Gründerväter des Taijiquan, erhob die Verlangsamung der Bewegungen zu einem der wichtigsten Kriterien der Übung: »Beim Taijiquan lenkt man die Bewegungen aus der Stille; und auch wenn man sich bewegt, bleibt man doch ruhig. Deshalb sollten die Bewegungen in der Form so *langsam* wie möglich ausgeführt werden.« (Die 10 Grundprinzipien des Taijiquan)
Wie wirkungsvoll generell *Verlangsamungsübungen* sind, formuliert der buddhistische Mönch und Gelehrte NYANAPONIKA MAHATHERA in seinem Standardwerk »Geistestraining durch Achtsamkeit« im Kapitel *Verlangsamung:* »Gerade als Gegenmittel gegen die unheilsamen Folgen der *modernen Hast* ist es geboten, in der Freizeit Verlangsamung und Innehalten bewußt zu pflegen. (. . .) Denn Verlangsamung hilft, körperliche und geistige Spannungen zu lösen; sie lenkt die Aufmerksamkeit auf die einzelnen Phasen eines komplexen Vorgangs. (. . .) Über den unmittelbaren Übungszweck hinaus werden die Verlangsamungsübungen auch einen ruhigeren Durchschnittsrhythmus im täglichen Handeln, Sprechen und Denken bewirken« (NYANAPONIKA 1979, 139 f.).

Taijiquan aus medizinischer Sicht

Allgemeine Auswirkungen

Für Millionen von Chinesen ist Taijiquan ein tägliches Fitneß-Programm, das sie aus eigenem Antrieb absolvieren oder in Krankenhäusern und Sanatorien als therapeutische Gymnastik verschrieben bekommen. Was macht Taijiquan als Fitneß-Programm so wertvoll, und welche Auswirkungen hat Taijiquan auf die Gesundheit und das gesamte körperliche Wohlbefinden?

Wir wollen die in manchen Veröffentlichungen zu findenden Aufzählungen der Krankheiten und Beschwerden, auf die Taijiquan positiv einwirken soll, nicht kritiklos wiederholen. Taijiquan ist kein esoterisches Wundermittel gegen Krankheiten. Jedem Anfänger leuchtet aber ein, daß Taijiquan den *ganzen Bewegungsapparat,* den aktiven und den passiven, voll beansprucht. Während des Übens wird die *Muskulatur* auf angenehme Weise durchgearbeitet, im Wechsel zur Spannung gebracht und wieder entspannt. Besonders wird die Beinmuskulatur durch die kontinuierlichen Beuge- und Streckbewegungen der Knie gefordert und damit gekräftigt. Taijiquan ist deshalb für Wintersportler eine ideale Skigymnastik!

Als *gewichttragende* Aktivität – die Beine tragen den Körper – ist Taijiquan ein vortreffliches Mittel, um die Zunahme der Knochenmasse zu begünstigen und so der *Osteoporose* entgegenzuwirken.

Die *Flexibilität* des gesamten Bewegungsapparates wird durch die sanfte Art der Bewegungsführung trainiert und damit im einzelnen die *Gelenkigkeit* der Körpergelenke und die *Dehnfähigkeit* der Muskulatur insgesamt verbessert und bewahrt.

Spezielle Auswirkungen

Im folgenden wollen wir uns auf eine Auswahl von gesundheitsfördernden Auswirkungen beschränken, die zwar ebenfalls subjektiv erfahrbar sind, deren objektiver Nachweis jedoch durch wissenschaftliche Untersuchungsergebnisse vor allem aus dem asiatischen Raum erbracht worden ist.

Einfluß auf Herz, Kreislauf und Stoffwechsel – eine wissenschaftliche Untersuchung aus China

Wir beziehen uns in unserer Darstellung auf eine Arbeit des »Chinesischen Wushu-Forschungsinstituts« in Peking, die anläßlich des »Internationalen Wushu-Festivals 1988« veröffentlicht wurde. Der Hintergrund dieser Untersuchung war folgender: An der westlichen Peripherie Pekings befinden sich zahlreiche Universitäten und Hochschulen, die zu den bedeutendsten des Landes zählen. Über 40 000 Menschen – die Studenten nicht mitgerechnet – sind im dortigen Wissenschaftsbetrieb als Lehrer, Forscher und Verwaltungsangestellte tätig. Erhebungen über deren Gesundheitszustand zu Beginn der 70er Jahre und weitere Anfang der 80er Jahre ergaben einen Befund, der alle aufschreckte. Die Lebenserwartung des Hochschulpersonals nämlich war mit 58 Jahren um zehn Jahre kürzer als die der Durchschnittsbevölkerung. Als häufigste Todesursache stellte man Herz- und Gefäßerkrankungen fest. Als Gründe, die zu den Erkrankungen führten, nannte man:

- Falsche Ernährung und Übergewicht,
- Streß,
- Bewegungsmangel.

Folgende Gegenmaßnahmen wurden getroffen: 1975 wurde der »Taijiquan Guidance Club«, eine von Freiwilligen getragene Vereinigung zur Förderung und Pflege der Gesundheit, ins Leben gerufen. Zehn Jahre später, 1985, gründete man die mit Fachkräften besetzte »Wushu-Vereinigung der chinesischen Akademie der Wissenschaften« in Peking.
Das Ergebnis dieser Gegenmaßnahmen ist selbst für die Chinesen erstaunlich. Nach letzten Angaben liegt die Zahl derer, die inzwischen aktiv und regelmäßig an Taijiquan-Programmen teilnehmen, bei 20 000!
Für diese Untersuchung, die sich von 1983 bis 1986 erstreckte, wurden folgende *Indikatoren* angewendet:

Das EEG (Elektroenzephalogramm)
Die bio-elektrische Aktivität der Nervenzellen verändert sich durch Gemütserregungen, durch die Tätigkeit der Sinnesorgane und bei Krankheiten. Mit Hilfe der Elektroenzephalographie werden die Aktionsströme des Gehirns aufgezeichnet, die durch Elektroden von verschiedenen Stellen der Kopfhaut abgeleitet werden.
Die Wissenschaft unterscheidet hauptsächlich das Auftreten von Alpha-, Beta- und Thetawellen. Ihnen werden spezifische, subjektive Empfindungen zugeschrieben.

Das EKG (Elektrokardiogramm)
Mittels der Elektrokardiographie werden die elektrischen Spannungsschwankungen, die sich durch den ganzen Körper ausbreiten, an der Oberfläche festgestellt und aufgezeichnet. Dieses Verfahren erleichtert die Diagnose von Rhythmusstörungen und anderen Herzerkrankungen.

Messung der Blutfette (Serumlipide)
Bei der Messung des Blutfettspiegels werden Blutproben entnommen. Anhand von Sollwerten wird dann der jeweilige Zustand als normal oder gesundheitsgefährdend eingestuft. Ein deutliches Überschreiten der Normalwerte (Hyperlipidemie) bedeutet fast immer eine Gefährdung des Menschen durch Herz- und Gefäßerkrankungen sowie Erkrankungen der Blutgefäße des Gehirns.
Die Probanden mit einem Durchschnittsalter von 50 Jahren wurden in zwei

Gruppen eingeteilt: Die eine Gruppe bestand aus Männern und Frauen, die 5 Jahre und länger Taijiquan betrieben hatten (pro Woche 5–7mal). Wir bezeichnen sie im folgenden als *Taijiquan-Gruppe*. Die andere Gruppe setzte sich aus Männern und Frauen zusammen, die keiner sportlichen Betätigung nachgegangen waren oder nur wenige Wochen Taijiquan geübt hatten. Sie bildeten die *Kontrollgruppe*. Die jeweilige Gruppengröße bei EEG- und EKG-Untersuchungen umfaßte 20–25 Personen. Die Blutfettwerte wurden bei über 100 Teilnehmern gemessen.
Bei den EEG- und EKG-Messungen wurde eine Übungsdauer von jeweils 30 Minuten festgesetzt. Das EEG und das EKG wurden zweimal abgenommen: vor der Übung in Ruheposition (Rückenlage) und innerhalb von 5 Minuten nach der Übung. Herzschlag und Atemfrequenz wurden gleichzeitig gemessen.
Für den Test wurden als Taijiquan-Stile die Kurze Peking-Form und die aus mehreren Stilarten zusammengefügte 48er-Form gewählt, Sequenzen, die unter der Bevölkerung Chinas immer noch zu den populärsten zählen und am häufigsten in Parkanlagen zu beobachten sind.

Ergebnisse und Schlußfolgerungen
EEG-Messungen:
Bei der *Taijiquan-Gruppe* zeigte sich ein deutliches Überwiegen des Alpha-Wellen-Bereichs. Dem physiologischen Zustand entsprach ein subjektives Empfinden, das mit *ausgeglichen, entspannt, geistig klar, konzentriert* und *hellwach* wiedergegeben wurde.
Bei der *Kontrollgruppe* trat das dominante Phänomen der Alpha-Wellen kaum in Erscheinung, lediglich in wenigen Fällen konnte ein leichtes Ansteigen der Alpha-Wellen und ein geringes Abnehmen der Beta-Wellen beobachtet werden.

EKG-Messungen:
Bei der *Taijiquan-Gruppe* registrierte man eine vermehrte Blutversorgung des Herzmuskels und eine positive Einwirkung auf die Regulierung des Herzschlags in Fällen von Tachykardie (beschleunigte Herzfrequenz) und Bradykardie (sehr langsame Herzschlagfolge). Bei Erkrankung der Herzkranzgefäße konnte bei entsprechender Dosierung der Übungen eine Besserung des Zustandes verzeichnet werden.
Da der Ablauf der Taijiquan-Bewegungen langsam und sanft erfolgt, hat der Übende stets eine zuverlässige Kontrolle über sein eigenes Leistungsvermögen. Das Risiko einer Schädigung des Herzens ist daher so gut wie ausgeschlossen.
Aus dieser Sicht ist Taijiquan ein geradezu ideales Angebot für Herzgruppen.

Blutfettwerte:
Der Sollwert der Blutfette (Cholesterin, Betalipoproteine und Triglyceride) wurde bei den meisten Teilnehmern der Taijiquan-Gruppe nicht oder nur geringfügig überschritten.

Bei Personen mit langjähriger Praxis hat man folgende Erklärung:
Das Gehirn des Übenden befindet sich während und lange nach der Aktivität in einem signifikanten Wachzustand (Überwiegen der Alpha-Wellen), wobei sich der ganze Mensch ruhig und entspannt fühlt. Dieser Zustand hilft, pathologische Streßsymptome abzubauen oder zu mildern. Ebenso beeinflußt er die Konzentration von Kortikoiden (Nebennierenrindenhormone) und Adrenalin im Blut und hält sie auf den Normalwert. Als Folge davon sinken die Blutfettwerte und verlangsamen so die Ablagerung von LDL (Low-Density-Lipoproteine) an den Wänden der Arterien, die sonst zur Bildung von Arteriosklerose führen kann. Ferner verstärkt die im Taijiquan geforderte Bauchatmung die Expansion des Zwerchfells, die eine besonders kräftige Massagewirkung auf die Leber ausübt und damit auch den Stoffwechsel erheblich forciert und den Blutfettspiegel senkt. Zum Thema »Atmung« s. auch die Seiten 46 und 58.

Einfluß auf Herzfrequenz und Sauerstoffaufnahme – eine Studie aus Japan

Das vorliegende Material entnehmen wir einer 1992 veröffentlichten Studie der Autoren K. Matsui, P. Zhou und K. Suguyama vom *Department of Physical Education* der *Shizuoka University* in Japan mit dem Titel: »On the Changing of the Heart Rate during Tai Chi Chuan Performance by an Expert«.

Ziel des Experiments

Das Team hatte es sich zur Aufgabe gestellt, die Belastungsintensität verschiedener Taijiquan-Stile bezüglich *Herzfrequenz* und *maximaler Sauerstoffaufnahme* festzustellen und miteinander zu vergleichen. Uns interessieren die Resultate der Kurzen Peking-Form, die wir nachfolgend darstellen wollen.

Durchführung des Experiments

Probandin war unsere Co-Autorin Zhou Peifang, zur Zeit des Experiments 37, chinesische Vize-Meisterin im Yang-Taijiquan 1977, heute als Dozentin in Japan tätig.
Zunächst wurde ein Maximalbelastungstest mit Hilfe eines Fahrradspiroergometers durchgeführt und gleichzeitig ein EKG angefertigt. Mit dem *Fahrradspiroergometer* wurde die *Vitalkapazität* (=Volumen, das nach maximaler Einatmung maximal ausgeatmet werden kann) festgestellt und der erhaltene Wert unter Beachtung der statistischen Streuung auf die *maximale Sauerstoffaufnahme* pro Minute umgerechnet. Das *EKG* zeichnete die *Herzfrequenz* unter maximaler Belastung auf.
Während der Vorführung übertrug ein tragbares, telemetrisches Pulsmeßgerät die Herzfrequenz im 10-Sekunden-Rhythmus, die dann auf 1 Minute hochgerechnet wurde.
Die Werte 10 Sekunden vor und nach

Beendigung der Übung sind ebenfalls festgehalten. Bei den Messungen spielt der Beugegrad der Kniegelenke während eines Durchgangs eine wichtige Rolle, da davon die Belastungsintensität und somit die Auswirkung auf Herzfrequenz und Sauerstoffaufnahme abhängt.
So wurde zwischen *hoher, mittlerer* und *tiefer Stellung* unterschieden, wobei man sich bewußt war, daß der Beugegrad der Kniegelenke einer subjektiven Einschätzung unterliegt. (Siehe hierzu die Abb. 1–3.)
Gemeinsam ist allen drei Schwierigkeitsstufen, daß jeweils im letzten Drittel des jeweiligen Durchgangs die Herzfrequenz um ca. 10 Schläge zunimmt (ebenfalls der Sauerstoffverbrauch), um gegen Ende wieder ab-

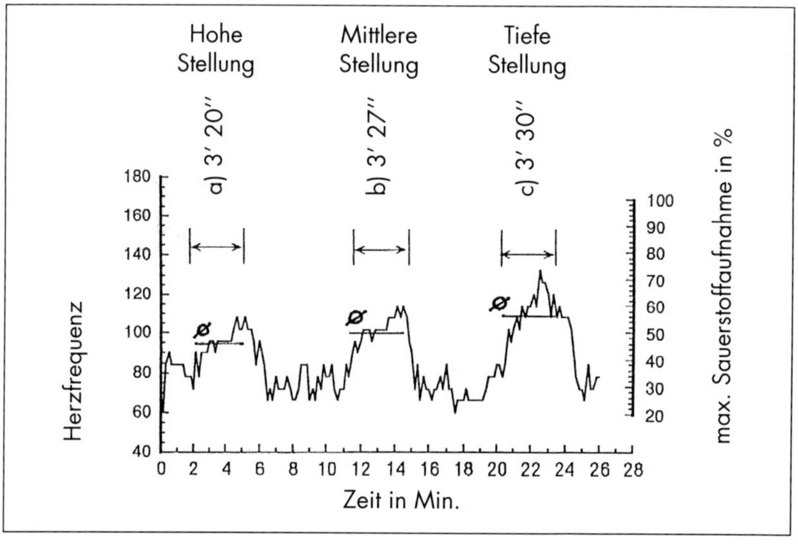

Abb. 1 Abhängigkeit der Belastungsintensität vom Beugegrad der Kniegelenke

Hier wird die unterschiedliche Belastungsintensität bei drei durch Erholungspausen getrennten Durchgängen der Kurzen Peking-Form gezeigt:

a) *Hohe Stellung*: Bei diesem Durchgang blieb die durchschnittliche Herzfrequenz unter 100/min bei einer durchschnittlichen max. Sauerstoffaufnahme von ca. 50 %.

c) *Tiefe Stellung:* Hier stieg die Herzfrequenz etwa 2 Minuten nach Beginn der Messung auf 120/min bei einer durchschnittlichen max. Sauerstoffaufnahme von ca. 65 %; danach erhöhten sich die Werte noch auf 132/min bzw. 72 %.

zunehmen. Die Steigerung erklärt sich durch den schwierigsten Teil der Sequenz, den beiden aufeinanderfolgenden Formen der »Gehockten Peitsche«.

Ergebnisse und Schlußfolgerungen

Bei der Analyse des Experiments ist uns bewußt, daß es sich bei der Probandin um eine sehr gut trainierte Sportlerin mit dem Spezialgebiet Taijiquan handelt und deshalb die Ergebnisse nicht ohne Einschränkungen auf jedermann übertragbar sind. Dennoch macht Abb. 4 auf der folgenden Seite deutlich, daß die Kurze Peking-Form eine ideale Übungsfolge darstellt, die je nach Alter und körperlicher Verfassung hinsichtlich der Belastungsintensität variiert werden

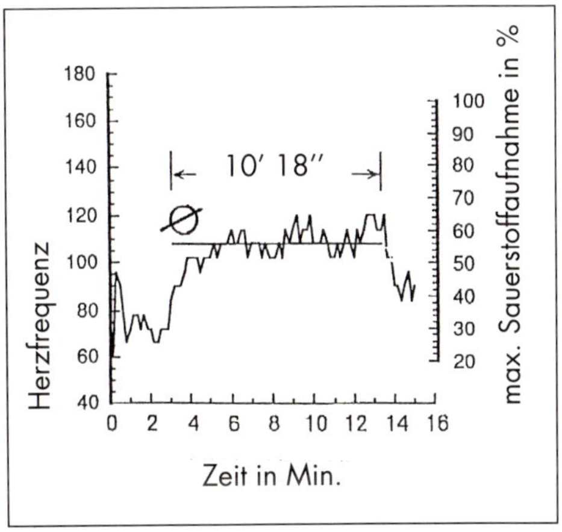

Abb. 2 Hohe Stellung – 3x nacheinander

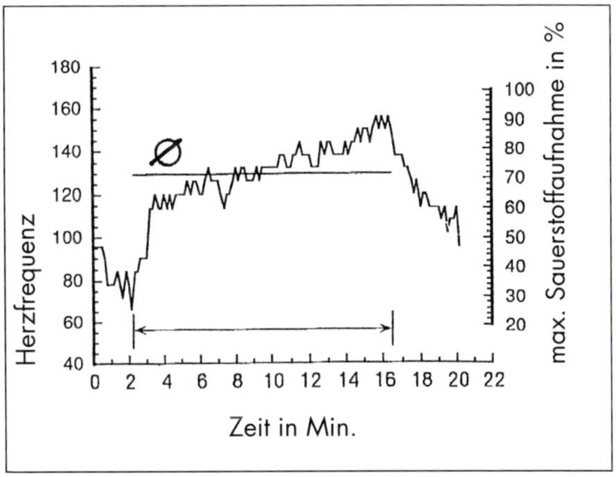

Abb. 3 Tiefe Stellung – 3x nacheinander

Diese beiden Abbildungen zeigen die unterschiedliche Belastungsintensität dreier ohne Pausen aufeinanderfolgenden Durchgänge der Kurzen Peking-Form:

Hohe Stellung (Abb. 2): Die Herzfrequenz steigerte sich bereits im zweiten Durchgang auf einen Höchstwert von 120/min, der im dritten zwar wieder erreicht, aber nicht mehr überschritten wurde.

Tiefe Stellung (Abb. 3): Die Herzfrequenz stieg schon 2 Minuten nach Meßbeginn auf 120/min (ca. 65 % der max. Sauerstoffaufnahme), um in den folgenden 12 Minuten auf einen Spitzenwert von 155/min. (ca. 85 % der max. Sauerstoffaufnahme) zu steigen.

Belastungsart **TAIJIQUAN** **DIE KURZE PEKING-FORM 24**	Belastungszeit	maximale Herzfrequenz	mittlere Herzfrequenz mit Standardabweichung	mittlere maximale Sauerstoffaufnahme (in %) mit Standardabweichung
1. Hohe Stellung	3.20	108	94.9± 8.6	45.2± 6.3
2. Mittlere Stellung	3.27	114	99.0±10.8	48.1± 7.9
3. Tiefe Stellung	3.30	132	107.5±14.9	54.4±11.0
4. Hohe Stellung 3x nacheinander	10.17	120	106.9± 7.6	53.9± 5.7
5. Tiefe Stellung 3x nacheinander	14.10	156	129.7±15.3	70.7±11.2

Abb. 4 Zusammenfassung der Abbildungen 1–3

kann. So läßt sich für den durchschnittlich Geübten eine *Herzfrequenz von ca. 130/min* erzielen, ein ideales Resultat für ein aerobes Ausdauertraining (hoher Wert für Stoffwechselleistung im Sinne einer guten Basisausbildung), das vergleichbar ist mit vernünftigem Jogging, Radfahren oder Schwimmen.
Die durchschnittliche *maximale Sauerstoffaufnahme* bewegt sich um *ca. 60 %,* eine mittlere und angenehme Belastungsintensität, bei der Überforderungen normalerweise ausgeschlossen sind.

Zusammenfassung
1. Unbestritten ist beim Taijiquan die positive Einwirkung des Übens auf den gesamten Bewegungsapparat: Muskeln, Knochen und Gelenke.
2. Die Arbeiten des Wushu-Forschungsinstituts und der Shizuoka University zeigen, daß Taijiquan als Mittel der Prävention, Gesunderhaltung und Heilung von Krankheiten eingesetzt werden kann, die die Bereiche Herz-Kreislauf-System, Gehirnfunktion und Stoffwechsel

betreffen. Taijiquan ist als aerobes Ausdauertraining ohne Gefahren für die Gesundheit vor allem für Menschen mittleren und höheren Alters ideal.

3. Was Taijiquan aber deutlich von den meisten anderen Fitneß-Programmen unterscheidet, ist der physiologische und psychische Aspekt, der bei den EEG-Testergebnissen überaus deutlich in Erscheinung trat: *Das Phänomen der Alpha-Wellen.* Wann treten Alpha-Wellen auf? ». . . *wenn der Organismus im Wachzustand völlig entspannt ist.* Das heißt aber, daß der Mensch nur dann Alpha-Wellen produzieren kann, wenn in seinem Kopf alle Überlegungen aufgehört haben. Damit ist er aber auch automatisch von all seinen Ängsten befreit. *Ein ideales Mittel also, die beim gestreßten Menschen so wichtigen Erholungsphasen herbeizuführen«* (VESTER 1976, 135).

Qigong aus medizinischer Sicht

Sinn und allgemeine Wirkung der Übungen

Über die klassischen therapeutischen Verfahren der TCM wurde schon im Kapitel »Aus der Geschichte des Qigong« gesprochen. Qigong-Übungen dienen als Maßnahme der unterstützenden Art im Behandlungsprozeß von Krankheiten. Vor allem chronische Leiden und die Krankheitsprävention stehen bei der Anwendung im Vordergrund. Wie wirkt nun Qigong? Jiao Guorui, Direktor des Instituts für Qigong der Akademie für TCM in Peking, schreibt dazu: »Das Wesentliche der Qigong-Übungen ist das Trainieren des Qi (. . .). Um die biologischen Prozesse in Gang zu halten, steht der menschliche Organismus zum einen durch ununterbrochenen Austausch von Materie in enger Beziehung zu seiner Umwelt. Zum anderen laufen im Innern des Körpers, in allen Organen und Funktionssystemen, Stoffwechselprozesse ab. So sind z. B. Atmung, Verdauung, Blutkreislauf (. . .) bis hin zu den physischen und psychischen Aktivitäten alles Veränderungsprozesse im Spannungsfeld gegensätzlicher körperinterner Abläufe. Die TCM ist der Meinung, daß derartige biologische Prozesse durch die körperinterne ›Transformation von Qi‹ (qihua) bewirkt werden. (. . .) Erst wenn die ›Transformation von Qi‹ in Gang gekommen ist, können biologische Prozesse ablaufen, die ›Altes abschaffen und Neues an seine Stelle setzen‹.« Die Wirkung des Qigong bestehe nun darin, durch die entsprechende »(. . .) Körperhaltung, Atmung und dem ›Bewahren der Vorstellungskraft‹ (Yishuo) die ›Transformation von Qi‹ zu verstärken« (JIAO 1992, 26 f.).

Bereits in den frühen sechziger Jahren fanden Medizinwissenschaftler in Shanghai heraus, daß Herz-, Atemfrequenz und Sauerstoffverbrauch bei Qigong-Probanden in der Entspannungsphase erheblich reduziert waren. Man deutete diese Ergebnisse als Anzeichen von Energie-Akkumulation. Ende der siebziger Jahre beobachteten chinesische Wissenschaftler des Kernforschungsinstituts der Akademie der Wissenschaften physiologische Veränderungen während der Übung, u. a. eine vermehrte Aktivierung von Gallensekret und ein Absinken des Blutdrucks bei Hypertonikern (o. V. *China Sports,* Editorial Staff Nr. 1, 1994).

Spezielle Auswirkungen

Aus der experimentellen Forschung, dem Bereich der klinischen Anwendung und der Geriatrie in China liegen zahlreiche Veröffentlichungen vor, die bestätigen, daß Qigong-Übungen in Verbindung mit anderen therapeutischen Maßnahmen (z. B. mit westlichen Arzneimitteln) die Genesungszeit verkürzen und Heilungserfolge festigen können. Dies wurde nachgewiesen bei Krankheitsbildern wie Bronchialasthma, Lungentuberkulose, Magen- und Zwölffingerdarmgeschwüren, Obstipation, Erkrankungen des Herzens und des Nervensystems.
Bemerkenswert ist, daß ähnlich wie beim Taijiquan der Alpha-Wellenbereich im Übungsverlauf des Qigong deutliche Veränderungen erfährt, die auf einen erhöhten Entspannungszustand hinweisen. Das Chinesische Forschungsinstitut für Raumfahrt und Medizintechnik fand heraus, daß die Frequenz des Alpha-Wellenrhythmus im Frontal- und Okzipitalbereich während des Übens langsamer war als im vorher gemessenen Ruhezustand (JIAO 1992, 29 ff.; o. V. *China Sports,* Editorial Staff Nr. 1, 1994).

Zusammenfassung

Verallgemeinernd darf gesagt werden, daß Qigong, *regelmäßig geübt,* regulierend auf das vegetative System und gegen funktionelle Störungen wirkt, d. h. einen positiven Einfluß hat auf die Atemfunktion, das Verdauungssystem, auf Blutparameter, Herz-Kreislauf, Stoffwechsel und Nervensystem. Durch die Konzentration auf die Atmung und bestimmte Körperbereiche kann Qigong Spannungen lösen, die Beweglichkeit durch sanfte Mobilisierung fördern und auf angenehme Weise zum Wohlbefinden beitragen (JIAO 1992, 39 f.; Stiftung Warentest 1992, 154 f.).

Wahl der Kurzen Peking-Form

Wie schon im Kapitel »Aus der Geschichte des Taijiquan« (s. Seite 15 ff.) erwähnt, basiert die Kurze Peking-

Form auf dem Yang-Stil. Diese Form wurde durch Experten der Staatlichen Sportkommission Chinas 1956 zusammengestellt und besteht aus einer Sequenz von 24 aneinandergereihten Formen (nach 1956 stellte man auch Sequenzen mit 48 und 88 Formen zusammen), von denen jede ihre eigene Bezeichnung trägt. Einige Formen beinhalten auch mehrere Angriffs- beziehungsweise Abwehrbewegungen, sind aber unter einem Namen als Einheit zusammengefaßt.
Bei den Formen handelt es sich nicht – wie häufig falsch behauptet – um vereinfachte Bewegungen, sondern um eine sinnvoll zusammengestellte Auswahl aus ursprünglich langen Sequenzen, die zum Teil über 80, manche sogar über 100 Formen beinhalteten, wobei meist über ein Drittel davon aus Wiederholungen bestand. Ein Durchgang der Kurzen Peking-Form dauert im Durchschnitt 3½–4½ Minuten.
Wie uns die geschichtliche Entwicklung des Taijiquan gezeigt hat, kam es bei der Entstehung der einzelnen Schulen fortwährend zu Änderungen, Korrekturen und Neuerungen. Vor allem wurden in den letzten Jahrzehnten durch neue Erkenntnisse auf dem Gebiet der Biomechanik die faßbaren Aspekte der Bewegungsabläufe im Taijiquan untersucht und Verbesserungen angebracht.
Durch die Kurze Peking-Form findet der Anfänger einen idealen Einstieg ins Taijiquan. Sie ist besonders geeignet wegen

- ihres sinnvollen Aufbaus in der Formenfolge,
- der Überschaubarkeit der ganzen Sequenz,
- der überlegten Steigerung des Schwierigkeitsgrades,
- der angemessenen Anzahl der Formen und der damit verbundenen zeitlichen Länge der Ausführung.

Kriterien der Bewegungsausführung im Taijiquan

Beim Erlernen neuer Bewegungsfertigkeiten wird der Anfänger häufig mit zu vielen Details konfrontiert. Dies kann schnell zu Unlust und zum Aufgeben führen. Wir beschränken uns deshalb auf wesentliche Bewegungskriterien und fügen dann einen sehr wichtigen Abschnitt an, der sich mit der geistigen Komponente des Taijiquan befaßt. Diese Kriterien sind langsam, leicht, rund, kontinuierlich, leer und voll unterscheidend, harmonisch.

1. Langsam

Bei der Kurzen Peking-Form werden die Bewegungen während der gesamten Sequenz *gleichmäßig langsam* (zeitlupenartig) und ruhig vollzogen. Ein Durchgang der 24 Formen sollte im Schnitt 4 Minuten dauern. Durch den langsamen Fluß

der Bewegung entspannt und beruhigt sich der Körper und überträgt die äußere Ruhe nach innen.
Ist der Mensch innerlich ruhig, wirkt diese Ruhe wiederum verstärkend nach außen.
Das langsame Tempo ermöglicht eine vermehrte Konzentration auf den Ablauf im Detail und erleichtert die Antizipationsfähigkeit, d. h. die gedankliche Vorausnahme der Bewegungsabläufe.

2. Leicht

Leicht bedeutet im Taijiquan, einen bewußten Krafteinsatz und unnötige Muskelanspannungen zu vermeiden und sich für eine adäquate Bewegungsökonomie zu sensibilisieren, was wiederum die Bewegungskoordination positiv beeinflußt. »Gut koordinierte Bewegungen sind unter anderem gekennzeichnet durch das Erreichen des Bewegungsziels, ihre Ökonomie und *subjektive Leichtigkeit«* (JONATH 1988, 50).
Die Chinesen vergleichen Leichtigkeit oft mit dem schwerelos erscheinenden Dahinziehen von Wolken.

3. Rund

Alle Bewegungen im Taijiquan sind *rund, kreis-* oder *bogenförmig.* Wie bereits ausgeführt, geht der Ursprung des Taijiquan auf kampftechnische Formen zurück. Kreisförmige Bewegungen »verbergen vor dem Gegner den Ausgangspunkt und die exakte Zielrichtung der Bewegung. Trifft die Angriffsenergie des Gegners auf den Kreis, so gleitet sie tangential an dem Kreis ab. Folglich ist die Kreisform sowohl zur Täuschung des Gegners als auch für die eigene Abwehr äußerst günstig« (ENGELHARDT 1981, 23).
Ebenso wird die Qualität des Bewegungsflusses durch die Kreisform entscheidend mitbestimmt. »Alle Richtungsänderungen bei einer Bewegung lassen erkennen, ob im räumlichen Verlauf ein optimaler Bewegungsfluß vorhanden ist. Optimal sind Richtungsänderungen in *runder, kurviger Form.* Wo Ecken im Bewegungsverlauf auftreten, liegt ein schlechter Bewegungsfluß vor« (MEINEL 1966, 200).

4. Kontinuierlich

Kontinuierlich steht in unmittelbarem Zusammenhang mit der Forderung nach *runden* Bewegungsabläufen. Alle Bewegungen innerhalb einer Form werden *nahtlos* verbunden, was auch für die Formen untereinander gilt. Nahtlos heißt, daß die einzelnen Bewegungsteile eine flüssige Verbindung eingehen, also ohne Ecken und Unterbrechungen im räumlichen, zeitlichen und dynamischen Ablauf. »Der optimale Fluß (. . .) ist durch weitgehende Abstimmung der inneren auf die äußeren Kräfte gekennzeichnet und stellt die ökonomischste Verlaufsform dar. (. . .) Der Bewegungsfluß ist Gradmesser der Vollkommenheit der erreichten Koordination« (MEINEL 1966, 206).

5. Leer und voll unterscheidend

Diesen schwierigen Abschnitt ver-

suchen wir vereinfacht darzustellen, ohne daß wir dabei die überlieferten Prinzipien des Taijiquan verfälschen.
Leer und *voll,* synonymisch *neutral* und *gewichtet,* beziehen sich auf das *Wechselspiel von Yin- und Yang-Bewegungen,* wobei *Yin das Leere* oder die Neutralität, *Yang das Volle* oder die Gewichtung repräsentiert. *Leer* heißt nicht, daß beispielsweise ein Fuß völlig unbelastet ist; *voll* nicht, daß ein Fuß das ganze Körpergewicht trägt. So ist in der Endphase des Bogenschrittes vorwärts das Belastungsverhältnis des vorderen zum hinteren Bein prozentual ausgedrückt etwa 70:30.
Verallgemeinernd formuliert ist zum Beispiel das Ausstrecken der Arme, d. h. jede expandierende, nach vorn oder oben gerichtete Bewegung Yang; das Zurückziehen der Arme, also jede kontrahierende, nach rückwärts oder nach unten gerichtete Bewegung Yin.
Wie unser Taiji-Symbol auf Seite 23 sehr anschaulich darstellt, ist im Moment der größten Ausdehnung des Yang-Anteils bereits der Kern des Yin enthalten. Für den Yin-Anteil gilt das gleiche in bezug auf Yang.
Wie können wir diese beschriebene konstante Abfolge der Yin- und Yang-Phasen in unser westliches Verständnis einordnen? Durch die Abfolge der Yin- und Yang-Phasen entsteht ein *rhythmisches Wechselspiel,* dessen Pole durch Spannung *(Yang)* und Entspannung *(Yin)* gekennzeichnet sind. Oder anders ausgedrückt: Die genannten Phasen lassen einen ganz spezifischen Bewegungsrhythmus in Erscheinung treten.
Mit MEINEL fassen wir zusammen und versuchen gleichzeitig, den Sinn des Bewegungsrhythmus im Taijiquan aus bewegungstheoretischer Sicht zu erläutern: »Der rhythmische Wechsel von Spannung und Entspannung bedeutet – grob genommen – einen ständigen Wechsel von Arbeit und Erholung, ein Ausgeben und Wiederaufladen von Energie*). Ohne diesen Wechsel würde der Organismus sehr rasch ermüden und schließlich völlig bewegungsunfähig werden« (1966, 172).

6. Harmonisch

Eine Bewegungsausführung ist dann *harmonisch,* wenn sie zweckmäßig, optimal und ökonomisch ist. Für Taijiquan heißt das, daß die einzelnen Bewegungsvorgänge so aufeinander bezogen und abgestimmt werden müssen, daß sie die *Gesamtbewegung als Einheit* erscheinen lassen (vgl. JONATH 1988, 48). Das erfordert eine optimale Koordination der Rumpfbewegungen mit den Bewegungen der Extremitäten.
»In der Übereinstimmung von Inhalt und Form, in der Konsonanz von vorgestellter, intendierter, gefühlter und erlebter Bewegung mit der realen Bewegungsausführung erweist sich der Grad der erzielten Harmonie« (RÖTHIG/GRÖSSING 1982, 132).

---

*) Im traditionellen Denken der Chinesen gibt der Mensch ständig *Qi* (Energie) nach außen ab und nimmt es aus dem Kosmos wieder in sich auf (siehe auch Seite 25 ff.).

Um aber einen hohen Grad der Harmonie zu erreichen, bedarf es nicht nur der im physischen Bereich liegenden Voraussetzungen, sondern auch einer aus dem Innern des Menschen kommenden seelisch-geistigen Einstellung und Bereitschaft, in das Wesen des Taijiquan vorzudringen. Und was ist das Wesen?
»Auf jeden Fall: die Bewahrung der (eigenen) Mitte – mit allem, was man in dieses Wort legen kann: das Verweilen im eigenen Schwerpunkt (körperlich, intellektuell, seelisch), die Bewahrung, Verteidigung, Bewußtmachung des eigenen Schwerpunkts« (PORKERT in: ENGELHARDT 1981, 9).

Ein Wort zur Atmung

Die richtige Atmung beim Taijiquan, d. h. zum richtigen Moment ein- oder auszuatmen, spielt eine wichtige Rolle und darf nicht vernachlässigt werden. Der Anfänger im Taijiquan muß sich aber bei seiner ersten Begegnung mit der ihm unbekannten Formenvielfalt, den Bewegungskriterien und vielen anderen neuen Anforderungen beschäftigen, so daß eine zusätzliche Konzentration auf die Atmung eher hinderlich, vielleicht sogar schädlich wäre. Deshalb empfehlen die Taijiquan-Lehrer in China, anfangs beim ersten Einstudieren der Formen nicht bewußt auf die Atmung zu achten, sondern ganz natürlich nach individuellem Bedarf zu atmen. Später, nach dem Erlernen der Grobform, sollte sich der Übende bemühen, aus der Tiefe zu atmen, d. h. mit dem Bauch oder dem Zwerchfell.
Als Grundmuster des Ein- und Ausatmens gilt grob formuliert:

- beim Zurückziehen – einatmen
- beim Vorgehen – ausatmen
- beim Hochgehen – einatmen
- beim Tiefgehen – ausatmen

Der Anfänger behalte dieses Grundmuster im Kopf und schenke zunächst seine volle Aufmerksamkeit ganz dem Erlernen der einzelnen Formen.

Der geistige Aspekt des Taijiquan

Zhang Sanfeng, Wang Zongye, Wu Yuxiang, Yang Chengfu – die Autoren der sog. *Klassischen Schriften* – betonen in ihren Lehrsätzen zum Taijiquan immer wieder den Führungsanspruch des Geistes über den Körper:

- Erst kommt der Geist, dann der Körper.
- Es ist der Geist, nicht die Muskelkraft, einzusetzen.
- Die ganze Aufmerksamkeit ist auf den Geist und nicht auf den Atem zu richten.
- Man muß Stille in der Bewegung suchen.

Diese Lehrsätze betonen nichts anderes als die *volle Konzentration auf die Übung,* d. h. die aktive Hinwendung der Aufmerksamkeit auf die Bewegungsteile, auf die optimale Ausführung der Formen und somit auf die ganze Sequenz.

Um es modern zu interpretieren, fordern die alten Meister des Taijiquan zu Beginn der Ausführung eine *konzentrative* Grundhaltung des Übenden, d. h. *»die selbsttätige entspannte Zuwendung zu einem Vorgang«* (nach STOLZE in: HOFFMANN 1982, 31).

Für die Praxis heißt dies, zu Beginn verweile der Übende in aufrechter Haltung einige Augenblicke in Ruhe und konzentriere sich auf die Entspannung der Muskulatur vom Gesicht über Nacken und Schultern, Arme, Hüften und Beine, bis ihn ein angenehmes Schweregefühl überkommt. Er bemühe sich, ihn umgebende Geräusche, Alltagsgedanken und Emotionen einerseits als existent und ohne inneren Widerstand zu akzeptieren, andererseits seine Aufmerksamkeit, den Geist auf die bevorstehenden Bewegungsausführungen hinzulenken.

»Die Basis des Taiji-Faustkampfes bildet die Bewegung der Imagination. Hier hebt sich der Taiji-Faustkampf deutlich von den im Westen gebräuchlichen Übungen zur Körperertüchtigung ab, denn jede Bewegung wird durch die bewußte Vorstellungskraft geführt (. . .)« (ENGELHARDT 1981, 93).

Die Führung jeder Bewegung durch die bewußte Vorstellungskraft gehört sicher zu den wichtigsten Prinzipien des Taijiquan und ist für den Anfänger zunächst nicht leicht zu realisieren. Allerdings können wir der Behauptung von ENGELHARDT – deren ausgezeichnetes und fundiertes Buch über »Theorie und Technik des Taijiquan« wir wärmstens empfehlen –, Taijiquan hebe sich in diesem Punkt (Imagination) von westlichen Übungen ab, nur teilweise zustimmen. Auch in der modernen Bewegungslehre kennt man die Zusammenhänge zwischen *bewußter Vorstellungskraft* und *Bewegungsführung* sehr genau; man denke nur an den gesamten Komplex des *mentalen Trainings.* Nur ist die Terminologie eine andere:

»Den geistigen Bereich der Vorstellungs- und Vorausnahmefähigkeiten von Bewegungen nennt man auch *Bewegungsprogrammierung* oder Entstehung von *Bewegungsentwürfen.* Im Gehirn entsteht bei entsprechendem Bewegungskönnen vor und während einer Bewegungsausführung eben ein ›geistiges Programm‹, aufgrund dessen eine Bewegung gesteuert und reguliert werden kann« (GROSSER u. a. 1987, 177). In der Praxis ist darauf zu achten, daß der *Blick* stets mit der Führungshand zum *Ziel* geht, d. h. mit der Hand, die den *Schlag, Druck* oder *Zug* ausführt. Erinnern wir uns: Der Geist lenkt die Bewegung – und die Augen sind die Fenster des Geistes! Natürlich ist der Blick nicht scharf auf die Führungshand fokussiert, sondern erfaßt das ganze Umfeld.

Die menschliche Bewegung

Allgemeine Strukturierung sportlicher Bewegungen

In diesem Kapitel gehen wir auf allgemeine Gesetzmäßigkeiten ein, die allen menschlichen Bewegungen zugrunde liegen und mit denen insbesondere sportliche Bewegungen strukturiert und beschrieben werden können. Von hier aus werden die zum Teil schwierigen Taijiquan-Bewegungen einsichtiger.
Alle sportlichen Bewegungen*) lassen sich nach folgenden Gesichtspunkten betrachten:

*) Nähere Ausführungen hierzu finden sich in den BLV-Bänden: Grosser et al.: Die sportliche Bewegung; Grosser/Neumaier; Techniktraining.

- Hinsichtlich der sogenannten **raum-zeitlichen Grundstruktur;** hierunter versteht man die Aufgliederung der Bewegung in einzelne Phasen, die entsprechend der Aufgabenstellung innerhalb des Gesamtablaufs unterschiedliche Funktionen erfüllen und miteinander verknüpft sind;
- hinsichtlich der **funktionell-anatomischen Bedingungen,** d. h. hier interessieren die Fragen, welche Muskelgruppen in welcher Position einer Bewegung und mit welchen Muskelkontraktionsformen beteiligt sind;
- hinsichtlich des **dynamischen Ablaufs;** das bedeutet die Beschreibung der Bewegung bezüglich der Krafteinsätze, der Impulsübertragungen von einem Körperteil auf den anderen und den Abstimmungen innerer und äußerer Kräfte (die Erkenntnisse werden mittels biomechanischer Meßverfahren erreicht), und nicht zuletzt

Die Phasen des raum-zeitlichen Ablaufes (nach Meinel/Schnabel 1976) am Beispiel eines Golfschwunges (unten) und eines Handballwurfes (rechts oben)

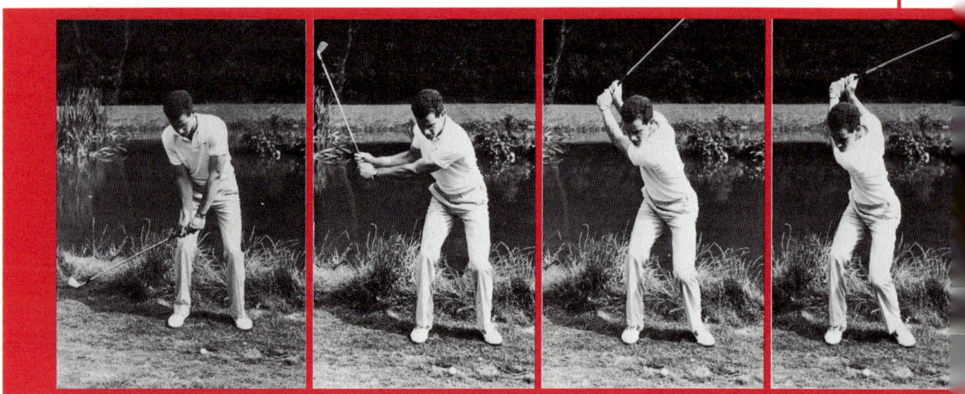

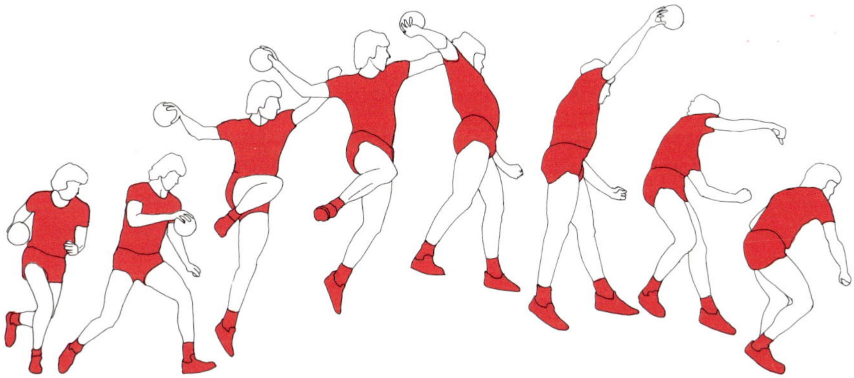

- hinsichtlich der inneren **Steuerungs- und Regelungsprozesse,** die mittels informations- und handlungstheoretischer Erkenntnisse beschrieben werden können.

Im folgenden gehen wir zunächst an bekannten sportlichen Bewegungen in vereinfachter Form auf einige Aspekte der soeben genannten Betrachtungsweise näher ein, um dann eine Übertragung auf die Bewegungen im Taijiquan besser verstehen zu können. Betrachten wir die Reihenbilder des Golf- und des Handballspielers, so kann bei beiden folgende Gliederung (Strukturierung) des **raum-zeitlichen Ablaufes** festgestellt werden:

1. Beide beginnen die Bewegung mit einer in die entgegengesetzte Richtung verlaufenden **Ausholphase** (man spricht hier auch von Vorbereitungsphase), auf die

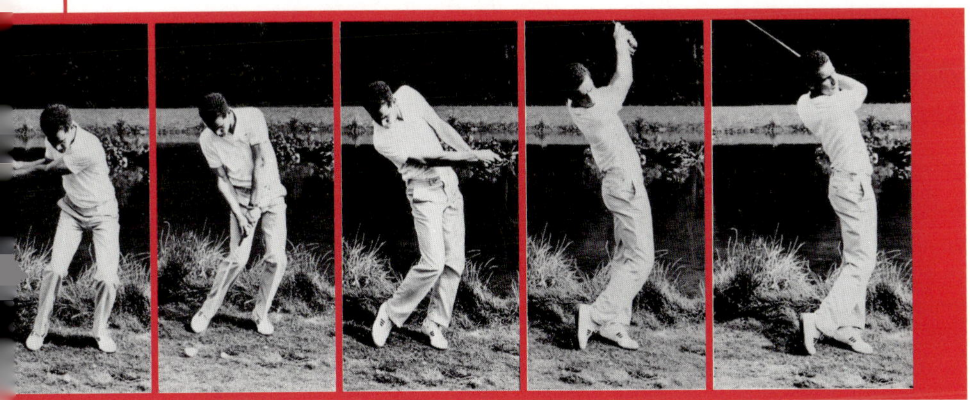

2. die sog. **Hauptphase** folgt, in der der eigentliche Schlag (beim Golfer) bzw. Abwurf (beim Handballer) erfolgt, und anschließend erkennt man

3. eine sog. **Endphase** (sie beginnt in unserem Beispiel, nachdem die Bälle den Schläger bzw. die Hand verlassen haben), die quasi einen Bewegungsausklang und ein erneutes Gleichgewicht des Sportlers darstellt.

Die Anordnung dieser Phasen sog. azyklischer Bewegungen (= einmalige Bewegungen wie Wurf, Schlag, Taijiquan-Bewegungen) erfolgt stets in dieser Reihenfolge und ist nicht umkehrbar.
Die Phasen (die auf Seite 51 zusammenfassend charakterisiert sind) stehen in einer sehr engen funktionalen Beziehung und gehen in ihrem **dynamischen Verlauf** nahtlos und rhythmisch ineinander über; sie müssen dies geradezu, sonst wären entscheidende Kraftmomente für die Effektivität der Gesamtbewegung vergebens. Hierzu seien weitere Einzelheiten angeführt:

Zu den funktionalen Beziehungen

(siehe gegenüberliegende Übersicht)

- Jede folgende Phase ist abhängig vom Resultat der vorhergehenden (= Ergebnisbeziehung).
- Bereits bei der »geistigen Programmierung« wird die Ausholphase in allen Zügen der Hauptphase untergeordnet und die Hauptphase wiederum von der Endphase beeinflußt (= Zweckbeziehung).
- Als Folge der Hauptphase ergibt sich immer eine Endphase (= Kausalbeziehung); hingegen muß auf eine Ausholphase nicht unbedingt eine Hauptphase folgen (erstere kann vorher abgebrochen werden).

Zum dynamischen Verlauf

- Ausholphase und Hauptphase müssen als enge Einheit in bezug auf die Kraftentfaltung der Bewegung gesehen werden, denn das Abbremsen am Ende der Ausholphase (Umkehrpunkt) muß direkt in die Anfangsbeschleunigung der Hauptphase übergehen; hier darf in der praktischen Ausführung – entsprechend der notwendigen Geschwindigkeit der Bewegung – keine Zäsur gesetzt werden. Diese »Nahtstelle« (Umkehrpunkt) ist nahezu der entscheidenste Teil aller sportlichen Bewegungen.
- Wichtig ist hierbei die Kenntnis über die einzusetzende Muskulatur oder aber über die zur optimalen Realisierung der »Nahtstelle« notwendige Kraft; außerdem das Wissen über das Verwirklichen-Können der Koordination von Teilbewegungen (Impulsübertragungen bzw. Bewegungskopplungen). D. h. aufgrund funktionell-anatomischer, muskelphysiologischer und biomechanischer Gesetzmäßigkeiten wirkt sich jede Veränderung in der Bewegung eines Körpergliedes auf die angrenzenden Körperteile aus.

Aushol- bzw. Vorbereitungsphase (V)	Hauptphase (H)	Endphase (E)
1. Zweck der V ist das Schaffen einer optimalen Ausgangslage für die H, d. h. **2.** Herstellung günstigster Muskelarbeitswege, Muskelarbeitsweisen, Gelenkwinkelverhältnisse und günstiger Körperschwerpunktlagen. **3.** Am Ende der V geschieht ein Abbremsen der Bewegung, das zu einer höheren (exzentrischen) Spannung in der Muskulatur führt, die wiederum nach dem Moment der Bewegungsumkehr in die Anfangsbeschleunigung der H eingebracht wird. **4.** Die V kann aus mehreren Teilen bestehen, z. B. Anlauf-, Angleit- oder Anschwungbewegungen (die in Richtung der H verlaufen), der letzte Teil verläuft jedoch stets in Gegenrichtung zur H; siehe Beispiele: *Handball:* Rückführen des Wurfarms; *Golfschwung:* Rückführen des Schlägers und Stemmen des rechten Beines gegen den Boden.	**1.** Zweck ist die eigentliche Bewegungslösung unter **2.** optimaler Ausnutzung innerer und äußerer Kräfte und optimaler Koordination der Teilimpulse. **3.** Die H beginnt theoretisch mit der Impulsgebung an das Bewegungsobjekt, das heißt für unsere Beispiele: *Handball:* aus der Bogenspannung des Rumpfes an den Wurfarm und Ball; *Golfschwung:* aus der Verwringungsspannung des rechten Beines, des Rumpfes und der Schultern über die Bogenspannung des gesamten Körpers in die Arme und Schläger.	**1.** Zweck ist das aktive Abbremsen der Bewegung und die Wiedererlangung des statischen oder dynamischen Gleichgewichts; **2.** außerdem Schaffung einer günstigen Körperschwerpunktlage und günstige Vorspannung der Arbeitsmuskulatur für unmittelbar anschließende weitere azyklische Bewegungen (vgl. Ausführung zur *Bewegungskombination).*

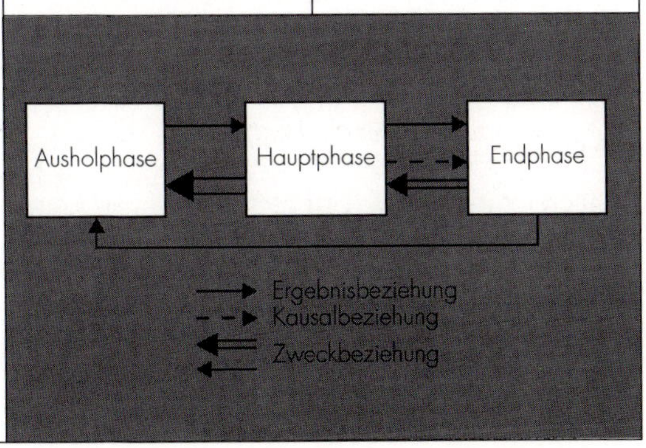

Die drei Phasen sportlicher Bewegung und ihre Beziehungen (nach MEINEL/SCHNABEL 1976, 109).

Form 4: »Das Knie schützen«

1 2 3

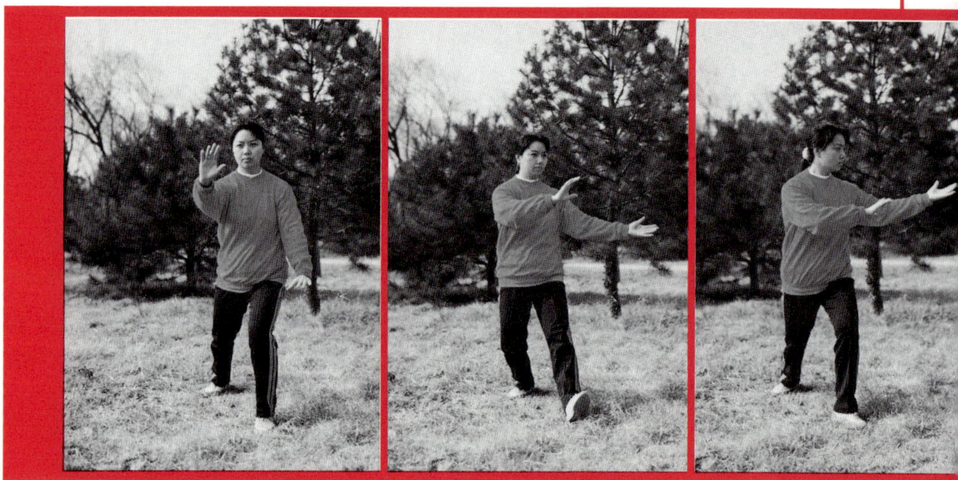

Jede sportliche Bewegung erfaßt stets den gesamten Bewegungsapparat, selbst wenn es sich nur um eine muskelmäßige Fixierung von nicht beteiligten Glieder- und Gelenkbereichen handelt. Diese sogenannte Bewegungskopplung bezieht sich auf Teilbereiche des menschlichen Körpers wie Beine, Rumpf, Arme und den Kopf – ohne jedoch in die falsche Annahme zu verfallen, eine Bewegung bestehe aus der Summe dieser Teile; eine Bewegung ist immer ein einheitliches Ganzes! (Vgl. hierzu das Interviews auf Seite 146 ff.)

Zur Kombination mehrerer azyklischer Bewegungen

- Werden mehrere azyklische Bewegungen hintereinander durchgeführt (z. B. beim Turnen, Taijiquan), kommt es ähnlich wie bei zyklischen Bewegungen (z. B. Laufen, Radfahren, Schwimmen) zu einer sogenannten Phasenverschmelzung, und zwar zwischen der Endphase der vorhergehenden und der Vorbereitungsphase der nachfolgenden Bewegung. Man spricht in diesem Fall von einer *Bewegungskombination.*
- Bei diesen Bewegungskombinationen sind ebenfalls von großer Bedeutung: der zeitlich richtige Muskeleinsatz und die optimalen Kraftabstimmungen, die Koordination von Teilbewegungen (Bewegungskopplung) und insbesondere auch das Bewegungsgefühl (Kinästhesie).

Am Beispiel von Taijiquan-Bewegungen gehen wir im folgenden näher darauf ein.

4 5 6 7

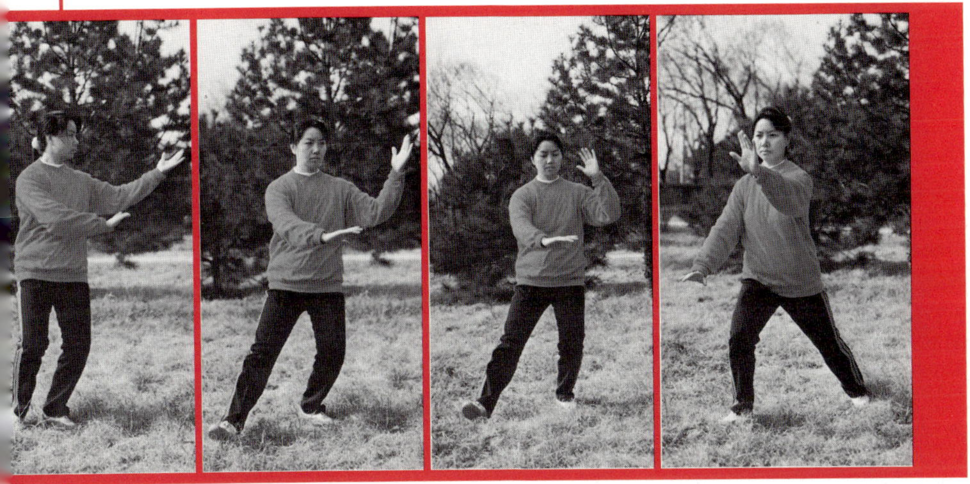

Spezielle Strukturierung von Taijiquan-Bewegungen

Übertragen wir nun die soeben beschriebenen (ausgewählten) allgemeinen Bewegungsgesetzmäßigkeiten auf die Taijiquan-Bewegungen, so erkennen wir anhand der genannten Beispiele nachstehende Gegebenheiten:

Einzelbewegung aus Form 4

Die Form »Das Knie schützen« besteht aus drei azyklischen Bewegungen, die spiegelbildlich identisch sind und hintereinander ablaufen.

Die obige Bildserie stellt eine dieser drei in der Gesamtform 4 vorkommenden azyklischen Bewegungen dar:

Bild 1 zeigt die Endphase der ersten Ausführung nach rechts (bezogen auf die rechte Hand) und gleichzeitig den Beginn der Ausholphase für die spiegelbildliche Wiederholung nach links (= azyklische Bewegung).

Die **Ausholphase** selbst verläuft zunächst in Gegenrichtung zur Hauptphase bis zur vollen Belastung des rechten Beines (= erster Teil der Ausholphase; **Bild 2**), damit von hier aus der Körperschwerpunkt fließend über das linke Bein gebracht werden kann (s. **Bild 3** und **4**).

Am Ende dieser Schwerpunktverlagerung erfährt das linke Bein aufgrund des Druckes gegen den Boden eine erhöhte Muskelanspannung, die im Moment der tiefsten Beugung des

linken Beines (= Umkehrpunkt von Aushol- zu Hauptphase) aufgelöst wird in den Beginn der **Hauptphase,** die in den **Bildern 5–7** dargestellt ist. Diese Hauptphase entspricht im Sinne der Anwendung als Kampftechnik einem simultanen Vorgang von Abwehr mit der rechten Hand und »Vorstoßen« mit der linken.
Mit der Position in **Bild 7** ist die **Endphase** der Bewegungsausführung nach links erreicht.

Insgesamt ergeben die wechselseitigen Belastungen von linkem und rechtem Bein in der Gesamtausführung eine optimale Ausnutzung innerer und äußerer Kräfte und eine optimale Koordination von Teilimpulsen, d. h. insbesondere eine Übertragung der Bewegungsimpulse von den Beinen über die Rumpfmuskulatur in die Schultern und Arme. In einer der knapp gehaltenen »Klassischen Schriften«, zugeschrieben dem legendären Begründer des Taijiquan, Chan Sanfeng, und überliefert von Yang Luchan (1799–1872), wird unsere theoretische Strukturierung bereits vor Jahrhunderten wie folgt dargestellt: »Die (innere) Energie wurzelt in den Füßen, strömt in die Beine, wird über die Hüften weiterdirigiert und wirkt schließlich durch die Finger. Füße, Beine und Hüften müssen als ein einheitliches Ganzes aufgefaßt und bewegt werden. Bewegt man sich auf diese Weise, kann man zum richtigen Zeitpunkt angreifen oder ausweichen und dafür die geeignetste Position einnehmen.« »Will man eine Bewegung nach oben ausführen, muß man nach unten ausholen, so wie jemand, der ein Bäumchen herausreißen möchte: Zuerst drückt er nach unten, um die Wurzeln zu lockern. Dann läßt sich das Bäumchen mühelos herausziehen« (in Jou 1983, 177 f.).

Bewegungskombination von zwei spiegelbildlichen Ausführungen innerhalb der Form 4

Unter Bewegungskombination versteht man die rhythmisch-fließende Aneinanderreihung von azyklischen Bewegungen (s. Bildserie auf Seite 52/53).
In der Position von Bild 7 (= Endphase der Ausführung nach links) sind gleichzeitig eine günstige Körperschwerpunktverteilung sowie eine günstige Vorspannung der Arbeitsmuskulatur durch das Beugen des rechten Beines für die anschließende Ausführung nach rechts gegeben. Dieses dynamische Tiefgehen (Druck in den Boden = Gegenrichtung zur folgenden Hauptphase) kommt einer aktiven Ausholbewegung gleich. Somit verschmilzt in dieser Position die Endphase der vorhergehenden azyklischen Bewegung (= Bewegungsausführung nach links innerhalb der Form 4) mit der Ausholphase der folgenden (= Bewegungsausführung nach rechts).

Moderne Bewegungslehre und traditionelle chinesische Denkweise

Im folgenden wollen wir noch verdeutlichen, daß sich unsere bewegungstheoretische Analyse durchaus mit chinesischem Denken vereinbart. Am Beispiel der Jagd (nach PORKERT) untersuchen wir die einzelnen Phasen und ordnen sie anschließend ein, wobei wir Bewegungsvorgänge in den Gesamtzusammenhang menschlichen Handelns eingebettet sehen. »Nach chinesischer Auffassung kommt der Jagd – wie allem Handeln – ein aktiver und ein struktiver Aspekt zu, man kann unterscheiden zwischen einer Yang-Phase und einer Yin-Phase. Das Yang der Jagd beginnt mit dem Aufspüren des Hirsches und erreicht seinen Höhepunkt mit dem Schuß des Jägers. Wenn der Pfeil der Armbrust (. . .) das Ziel erreicht hat und in das Herz des Tieres eindringt, geht die aktive Phase – in diesem Fall ziemlich schnell – in den struktiven (Yin-)Abschnitt der Jagd über. Der Hirsch verblutet und ist schließlich tot; es beginnt die Phase der Struktivität, die zu neuen Möglichkeiten anregt, zu neuen Aktivitäten Anlaß gibt. (. . .)
Jede der auf diese Weise abgegrenzten Phasen kann man erneut nach Yin und Yang bewerten und wird auf diese Weise etwa die Vorbereitung der Waffe zum Schuß, also das Spannen der Armbrust und das Einlegen des Pfeils, als Yang im Yin qualifizieren, hingegen die Zeitspanne von der Auslösung des Schusses bis zum Auftreffen des Pfeils in seinem Ziel als mächtiges Yang; das Eindringen des Pfeils in das Herz des Hirsches, bei dem die aktive Energie absorbiert wird, kann man als Yin im Yang ansehen, und den tot daliegenden Hirsch als mächtiges Yin« (PORKERT 1986, 79).

PHASENEINTEILUNG	HAUPTFUNKTION	BEISPIEL DER JAGD (nach PORKERT)
Vorbereitungsphase *YANG im YIN*	Schaffung optimaler Voraussetzungen für die Ausführung der Hauptphase	1. Aufspüren des Hirsches 2. Auflegen des Pfeils 3. Spannen des Bogens
Hauptphase *MÄCHTIGES YANG*	Lösung der Aufgabe	1. Lösen des Pfeils 2. Auftreffen des Pfeils
Endphase *YIN im YANG* *MÄCHTIGES YIN*	Herstellung eines statischen Endzustands oder eines dynamischen Durchgangsstadiums	1. Geschoß dringt in das Herz des Tieres ein 2. Tod des Tieres

Die Gedanken loslassen,
Schultern und Arme fallen lassen,
tief in den Bauch atmen,
aus der Hüfte heraus bewegen,
das sind die Prinzipien des
TAIJIQUAN.

Zhang Youliang, 1992

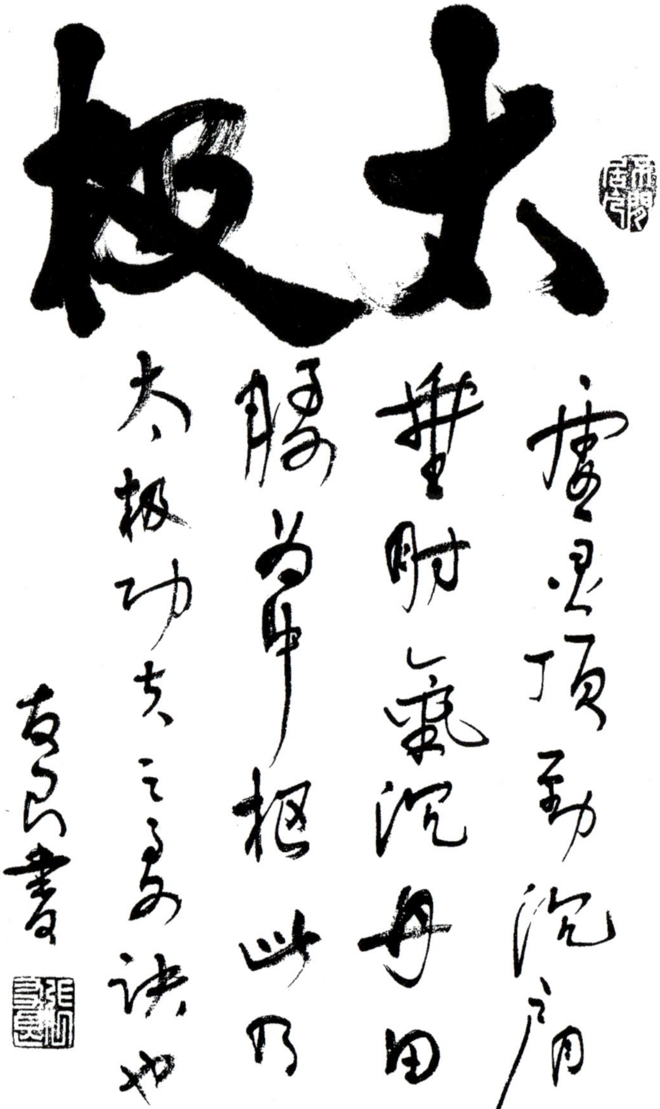

Die Praxis des Taijiquan und Qigong

Voraussetzungen zum Lernen und Üben

- Taijiquan und Qigong können ohne Altersbegrenzung und ohne besondere konstitutionelle und konditionelle Vorgaben betrieben werden.
- Bei Qigong sollten Menschen mit asthmatischen Beschwerden oder psychischer Instabilität vor Aufnahme der Übungen sicherheitshalber einen Arzt konsultieren. Für Gesunde bestehen keinerlei Bedenken.
- Die räumlichen Bedingungen sind minimal. Für Qigong reicht 1 m^2, für Taijiquan eine Bewegungsbahn von ca. 4 m Länge und 1,5 m Breite. Will man zu Hause üben und ist räumlich eingeengt, muß im Taijiquan nicht die ganze Sequenz absolviert werden; es genügt die Wahl einzelner Formen. Nach Möglichkeit sollte jedoch im Freien geübt werden.
- Der zeitliche Aufwand zum Lernen und Üben ist von zahlreichen persönlichen Faktoren abhängig. Optimal wäre es, täglich zweimal 20–30 Minuten Taijiquan und Qigong zusammen zu üben, kurz nach dem Aufstehen und etwa eine Stunde vor dem Schlafengehen.
- Wegen der Einfachheit der Übungen und des geringen Platzanspruchs ist gerade Qigong, das jederzeit auch getrennt vom Taijiquan praktiziert werden kann, ein ideales Mittel, um den Körper schnell und wirksam mit Sauerstoff zu erfrischen.
- Die Bekleidung sei einfach: leichte, weiche Turnschuhe, lockere, nicht beengende Kleidung.
- Zu den wichtigsten Voraussetzungen aber gehört die *Motivation* durch *Verstehen* der Lerninhalte (Theorie), ein kompetenter Lehrer, der dies ermöglicht, Lernen in positiver Gruppenatmosphäre und angenehmer Umgebung – nicht zuletzt *Ausdauer* beim praktischen Üben. Interesse allein genügt nicht.

Theoretische Vorbereitung und praktischer Einstieg

1. Lesen Sie vor dem ersten Schritt den theoretischen Teil des Buches und das Kapitel über *Aufwärmen und Einstimmung mit Qigong,* Seite 58 ff. Theoretisches Grundwissen ist für das Verständnis der Praxis unumgänglich.

2. Betrachten Sie die *Qigong-Übungen* als Teil der Aufwärmphase zum Taijiquan. Beschäftigen Sie sich vor allem gründlich mit den Hinweisen zur *Körperhaltung, Bewegung, Atemtechnik* und *Führung des Qi.* Dann beginnen Sie mit *Übung 1.* Erst wenn Sie diese Übung mühelos beherrschen, schließen Sie die nächste an. Der Übungsteil Qigong sollte später in Ihrem Gesamtübungsprogramm mindestens 10 Minuten einnehmen.

3. Wenn Sie zum *Taijiquan* übergehen, studieren Sie zuerst die wichtigsten *Handformen,* Kriterien der *Körperhaltung* und *Schrittstellungen.*

4. Bauen Sie dann die *Hinführenden Übungen* aufeinander auf:

a) Schrittübungen

b) Schrittübungen mit ganzen Formen (4/6/10)

5. Machen Sie vor Beginn des Qigong leichte gymnastische Dehn- und Lockerungsübungen.

Aufwärmen und Einstimmung mit Qigong

Zur Auswahl der Übungen

Unsere Übungen stammen aus dem Raum Shanghai. Sie wurden von Lin Boyan – zuletzt Direktor der Abteilung Sportgeschichte an der jetzigen Beijing University of Physical Education (vormals Institute of Physical Education) – ausgewählt und sind im Bild von ihm selbst dargestellt (s. Seite 62–67).

Im Rahmen der Vorbereitung auf die Praxis des Taijiquan dienen sie als Mittel zum Aufwärmen, zur Einstimmung in die Entspannung und als Grundlage zum Erwerb der richtigen Atemtechnik. Der Anfänger muß sich zuerst mit folgenden Komponenten des Qigong theoretisch vertraut machen:

- Körperhaltung und Bewegung
- Atemtechnik
- Konzentration und Führung des Qi

Körperhaltung und Bewegung

Qigong-Übungen lassen sich grob in zwei Kategorien einteilen: in *Übungen-in-Ruhe* und in *Übungen-in-Bewegung.* Je nach Übungsziel können sie im Liegen, Sitzen, Stehen oder Gehen praktiziert werden. Unsere Übungen gehören zur zweiten Kategorie, zu den *Übungen-in-Bewegung,* und werden *im Stehen* durchgeführt. Der korrekte Vollzug der Atemtechnik, die Rhythmisierung der Atmungsintervalle sowie das »Trainieren des Qi« sind das Ziel unserer Methode. Die sich der Atmung anpassende Bewegung hat unterstützende und steuernde Funktion, verbessert die Aufnahmekapazität von Sauerstoff und fördert den lebenswichtigen Gasaustausch in den Lungenbläschen.

Die Atemtechnik beim Qigong

Grundsätzliches

Auf eine detaillierte Beschreibung des anatomisch-physiologischen Vorgangs der Atmung wollen wir in diesem Rahmen verzichten und ver-

weisen auf entsprechende Titel im Literaturverzeichnis. Dennoch möchten wir den Anfänger auf einige der wesentlichen Aspekte richtiger und gesunder Atmung hinweisen, deren Beachtung bei der Ausübung unserer Qigong-Übungen geboten ist.
Die zugrundeliegende Methode ist die eigentlich »natürliche« und auch von den »westlichen« atemtherapeutischen Schulen und Richtungen als optimal propagierte Form der Atmung, die *Bauchatmung.* Wie funktioniert sie?
Die entscheidende Aufgabe dabei übernimmt das *Zwerchfell.* Füllt sich bei der *Einatmung* die Lunge mit Sauerstoff, so kontrahiert sich die Zwerchfellmuskulatur, die Kuppe des Zwerchfells senkt sich, gleichzeitig dehnt sich die Flanken- und Lendengegend, und der Bauch tritt hervor. Bei der *Ausatmung* entspannt sich die Zwerchfellmuskulatur und bewegt sich in gewölbter Form wieder nach oben in Richtung Lunge; der »Bauch« bildet sich zurück. Am Ende des Ausatmens nimmt die Bauchdecke eine leicht konkav gerundete Position ein.
Unter allen Körperfunktionen ist gerade die Atmung von singulärer Bedeutung, »weil sie autonom gesteuert und dennoch bewußter kortikaler Führung zugänglich ist. Der Mensch kann sein Atmen unmittelbar erleben (. . .), er kann es beobachten, verlangsamen, beschleunigen, willkürlich unterbrechen . . .« (HEYER-GROTE 1953, in: Atemschulung, 100).

Dieses Wissen setzen die Chinesen bereits seit über 2500 Jahren durch die Pflege der verschiedensten Formen von Qigong-Übungen in die Praxis um.

Der Drei-Phasen-Rhythmus

Ludwig Klages definiert den Rhythmus als ». . . die Wiederkehr des Ähnlichen in ähnlichen Fristen« (Zitat nach HEYER-GROTE 1956, in: Atemschulung 1970, 122). Auch die Atmung des Menschen ist diesem Naturgesetz unterworfen, vorausgesetzt, er ist psychisch und physisch gesund; dann ist er auch in der Lage, »(. . .) seine Bewegung einem gegebenen Rhythmus anzupassen oder einer inneren Vorstellung nachzubilden (. . .)« (HEYER-GROTE 1956, in: Atemschulung, 122).
Der Atemrhythmus bei unseren Qigong-Übungen verläuft in drei sich kontinuierlich wiederholenden Phasen:

- Einatmung
- Ausatmung
- Pause

1. Die **Einatmung** geschieht sanft und *zügig* durch die *Nase.* Die Bewegung, vor allem die der Arme, paßt sich synchron dem Atemfluß an. Der Übergang zur Ausatmung vollzieht sich weich und ohne Zäsur.
2. Die **Ausatmung,** wiederum synchron von der Bewegung begleitet, erfolgt durch die spaltbreit geöffneten Lippen (Lippenbremse!), durch die

man die verbrauchte Luft mit minimalem Druck *gleichmäßig* ausströmen und *langsam* versiegen läßt, vergleichbar dem ausklingenden Ton eines Gongschlags, der immer schwächer wird, um schließlich ganz zu verstummen.

3. Die **Pause,** die sich auf »natürliche« Weise anschließt, ist von größter Bedeutung. In diesem Zeitraum »(ist) das Lungengewebe (. . .) entspannt, die Zwerchfellkuppel hat ihren höchsten Stand erreicht, das Brustbein und die Rippen sind ganz abgesunken. Nichts wird mehr festgehalten . . .« (Höfler 1991, 30). Dies ist der Moment, wo Neues im Entstehen begriffen ist, eine wahrlich »schöpferische« Pause!

»Allein das Abwarten der Einatmung in der Pause ist schon eine heilsame Übung. (. . .) Zugleich bedeutet dies Abwarten Anerkennung und Unterordnung unter die Regeln der Natur« (Stampa in: Atemschulung 1970, S. 152 f.).

Die ursprüngliche Bedeutung von »warten« hieß nach dem Grimmschen Wörterbuch »seine Aufmerksamkeit auf etwas richten«! Also richten wir unsere ganze *entspannte* Aufmerksamkeit auf den Impuls, der die Pause beendet und zur Einatmung überleitet!

Schon 800 Jahre früher bezeichnet Platon im »Parmenides« die *Pause* als »wunderlichen Augenblick, (. . .) worin das Eine von Bewegung in Ruhe und von Ruhe in Bewegung umschlägt. (. . .) Wunderlich ist dieser Augenblick, weil er, zwischen Bewegung und Ruhe befindlich, keiner Zeit angehört . . .« (Zitat nach Geissler 1987, 152).

Der »schöpferischen Pause« beim Atmen, dem »wunderlichen Augenblick«, entspricht bei Ken Wilber das Moment der »Ewigkeit«, die einzige Realität im Leben des Menschen, das hic et nunc, wo es weder Vergangenheit noch Zukunft gibt, wo Leben und Tod sich entscheiden (Wilber 1987, 85 ff.).

Leben beginnt mit Einatmen, mit dem Ausatmen endet es.

Führung des Qi

Neben der Atemtechnik ist die Führung des Qi eine weitere Komponente, die Konzentration und Vorstellungskraft erfordert. In der Einatmungsphase nehmen wir Sauerstoff auf und – nach chinesischer Auffassung – gleichzeitig das Kong-Qi oder Atmungs-Qi (vgl. Seite 26).

Mit Hilfe unserer Vorstellungskraft (chin. Yi) lassen wir dieses Qi in den Bauchraum sinken bis in einen Bereich, der als *Dantian* definiert wird und etwa drei Fingerbreit unterhalb des Nabels liegt. Durch den Atmungsvorgang und die Lenkung des Qi in den »Bauchraum« wird dort »Energie« konzentriert und gespeichert.

Insgesamt bewirken Atmung und Qi-Lenkung eine Optimierung der Sauerstoffaufnahme, eine Verstärkung der Funktion der Bauchorgane und

nicht zuletzt eine spürbare Zentrierung von Kraft, die den unteren Teil des Körpers als Basis für alle Bewegungen stabilisiert und den Oberkörper leicht und beweglich werden läßt.
Die Vorstellungskraft Yi, die auch eine große Bedeutung bei der Ausführung der Taijiquan-Formen hat, wird durch die häufige Wiederholung der Qi-Übungen trainiert. Und nicht zuletzt fördert die Konzentration auf den Ablauf der Übung selbst ein sanftes Abschalten der Alltagsprobleme und ein wohltuendes Eintauchen in den Zustand der Ruhe und Entspannung.

Ein sanfter Beginn

Keinesfalls sollte man abgehetzt, im Zustand des Ärgers oder der inneren Unruhe, sofort mit Qigong-Übungen beginnen. Denn »der Körper ist (. . .) der Schauplatz, auf dem sich jede seelische Regung, jede Stimmung, jeder Affekt in sichtbare oder unsichtbare Muskelspannung umsetzt« (HEYER-GROTE: Bewegungs- und Atemtherapie. In: Atemschulung 1970, 119 f.). Stauungen, Verspannungen oder Verkrampfungen lassen sich nicht mit gutem Willen und dem Vorsatz, sich zu entspannen, auflösen. »Man muß«, so die Empfehlung von Heyer-Grote, »die gestauten Antriebe erst in Bewegung umsetzen, dann vollzieht sich die lösende Entspannung, nicht aber in der Ruhe, die der Verkrampfte gar nicht erleben kann.«
Deshalb lasse man eine kurze, etwa zehnminütige Phase leichter, gymnastischer Übungen vorangehen, die vor allem die Schulter-, Hüft- , Knie- und Fußgelenke mobilisieren, die sie umgebenden Muskeln und Sehnen dehnen und Herz und Kreislauf anregen. In diesem Stadium versuche man dann, sich auf die *im Augenblick* ablaufende Tätigkeit zu konzentrieren und die Gedankenflut langsam und ohne willentlichen Zwang sanft einzudämmen oder wegzuschieben.
Der Rat des Zen-Meisters in Herrigels »Zen in der Kunst des Bogenschießens« holt noch weiter aus und ist, entsprechend abgewandelt, auch auf unsere Situation übertragbar: »Wenn Sie in Zukunft zum Unterricht kommen (. . .), müssen Sie sich schon unterwegs sammeln. Stellen Sie sich auf das ein, was hier im Übungsraum geschieht! Gehen Sie an allem, ohne es zu beachten, vorüber, als gäbe es in der Welt nur eines, das wichtig und wirklich ist, nämlich das Bogenschießen!« (HERRIGEL 1975, 44).
Bei den ersten Übungsversuchen soll der Atem *natürlich,* weich und kontinuierlich fließen; keinesfalls darf er gepreßt werden. Bei regelmäßigem Üben wird die gesamte Atmung langsamer und tiefer und kann letztlich in ihrer Intensität bis hin zur Tiefatmung gesteuert werden. Dies darf jedoch nur so weit geschehen, wie es das sich entwickelnde Gespür als wohltuend empfindet.

ÜBUNG 1

ATMUNG	BEWEGUNG
EIN	Schulterbreiter Stand, Schultern, Arme entspannt. Beine nicht durchstrecken.
AUS	Arme seitwärts über Kopfhöhe führen. In Schulterhöhe so drehen, daß die Handflächen einander zugewandt sind. Gleichzeitig das Gewicht auf den linken Fuß verlagern und den rechten Fußrist an den Unterschenkel kurz unterhalb der Kniekehle anlehnen.
Pause	
EIN	Arme bis in Schulterhöhe wieder senken, Handflächen zeigen nach unten. Gleichzeitig rechten Fuß schulterbreit parallel zum linken aufsetzen und den linken Fußrist an den Unterschenkel des rechten Fußes kurz unterhalb der Kniekehle anlehnen.
AUS	Linken Fuß schulterbreit parallel zum rechten aufsetzen. Mit dem Ausatmen die Hände in Gesichtshöhe aufeinander zuführen, als drücke man einen weichen Ballon zusammen. In der Endstellung bilden die Hände ein umgekehrtes V.
Pause	
EIN	Hände nach unten bewegen, als wolle man einen Ball unter Wasser drücken. In Nabelhöhe Hände drehen, so daß die Handflächen zueinander zeigen, wobei Arme und Hände bogenförmig gerundet sind. Gleichzeitig tiefgehen und Knie leicht beugen. Wieder aufrichten, Übung von vorne beginnen, mehrmals wiederholen oder in die Übung 2 (s. Seite 64/65) überleiten. Bei Beendigung der Übung zur Ruhe kommen und je nach Bedürfnis sanft weiteratmen.

闻 鸡 起 舞

wén jī qǐ wǔ

Früh beim ersten Hahnenschrei aufstehen und mit dem Üben beginnen

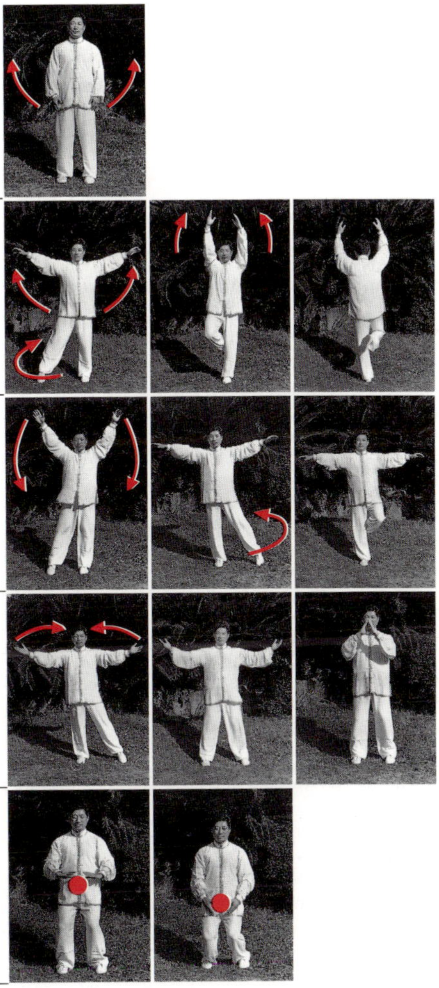

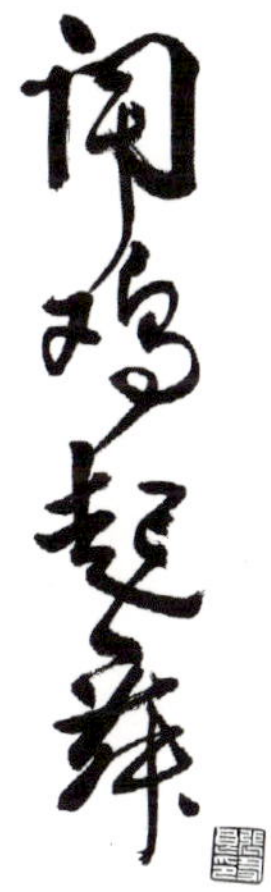

ÜBUNG 2

ATMUNG	BEWEGUNG
EIN	Schulterbreiter Stand. Schultern, Arme entspannt. Beine nicht durchstrecken.
AUS	Arme seitwärts bis in Schulterhöhe anheben.
Pause	
EIN	Arme leicht gerundet vor dem Körper senken, dabei die Knie nur wenig beugen. Rundung der Arme und der Hände unterhalb des Bauchnabels fortsetzen. Ohne die Bewegung zu unterbrechen, Ellbogen beugen, Hände und Unterarme hochziehen, vor Brust und Kopf so drehen, daß die Handflächen in Gesichtshöhe nach außen zeigen. Gleichzeitig Kniebeugen fortsetzen, dabei die Hände drehen, als wolle man eine Kugel hochstemmen (»die Sonne stützen«). Blick zu den Händen.
AUS	Hände und Arme so drehen, daß die Handflächen nach hinten zeigen, gleichzeitig Ellbogen senken. Handflächen ziehen an den Ohren vorbei, bis sie in Brusthöhe gelangen, Fingerspitzen einander zugewandt, als wolle man einen Ball vor der Brust sanft auf das Wasser drücken.
Pause	
EIN	Hände und Unterarme weiter absenken, dabei runden, als wolle man einen Ball vor dem Bauch halten. Wieder aufrichten, Übung von vorne beginnen, mehrmals wiederholen oder in die Übung 3 (s. Seite 66/67) überleiten. Bei Beendigung der Übung zur Ruhe kommen und je nach Bedürfnis sanft weiteratmen.

双 手 托 日

shuāng shǒu tuō rì

Mit beiden Händen die Sonne stützen

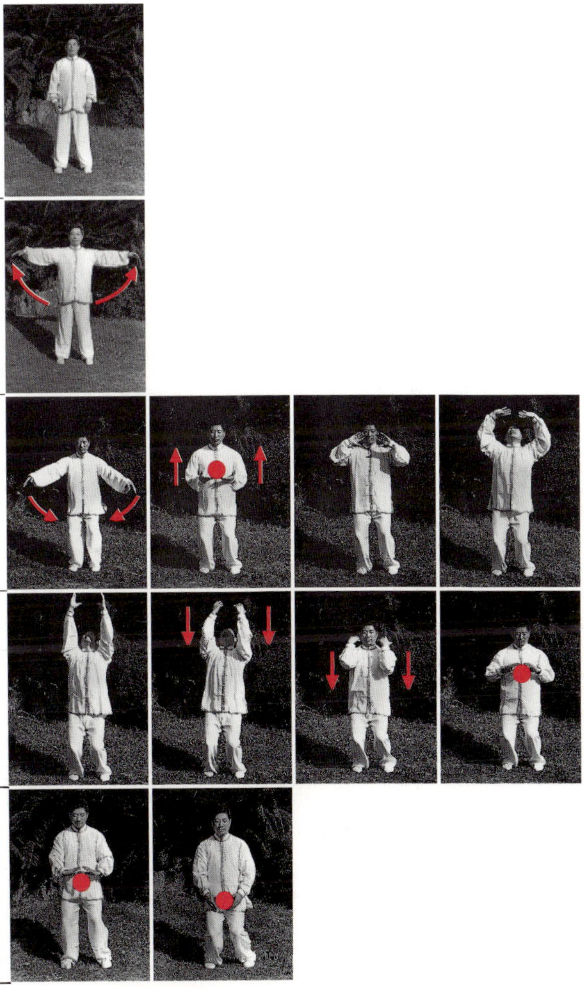

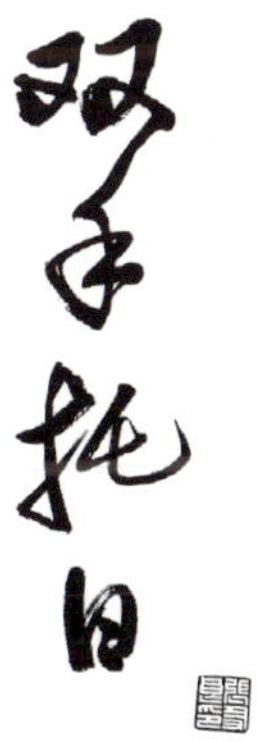

ÜBUNG 3

ATMUNG	BEWEGUNG
EIN	Schulterbreiter Stand. Schultern, Arme entspannt. Beine nicht durchstrecken.
AUS	Arme leicht über Kopfhöhe anheben. Handflächen einander zugewandt.
Pause	
EIN	Arme seitlich öffnen, leicht gerundet lassen. <u>Nur bei dieser Übung:</u> Simultan Brust- und Bauchatmen.
AUS	Tiefgehen, Knie beugen, Hände kreuzen. Linke Hand bei Männern, rechte Hand bei Frauen innen. Kopf leicht anheben, nicht hängen lassen.
Pause	
EIN	Arme schulterbreit auseinandernehmen, dabei Oberkörper langsam aufrichten.
AUS	Arme seitwärts bis in Schulterhöhe anheben.
Pause	
EIN	Arme seitwärts, leicht gerundet, vor dem Körper senken, dabei Knie leicht beugen, Hände unterhalb des Bauchnabels runden. Wieder aufrichten, die Übung von vorne beginnen, mehrmals wiederholen oder in Endstellung verharren, dabei je nach Bedürfnis sanft weiteratmen.

气 吞 山 河

qì tūn shān hé

Berg und Fluß einatmen

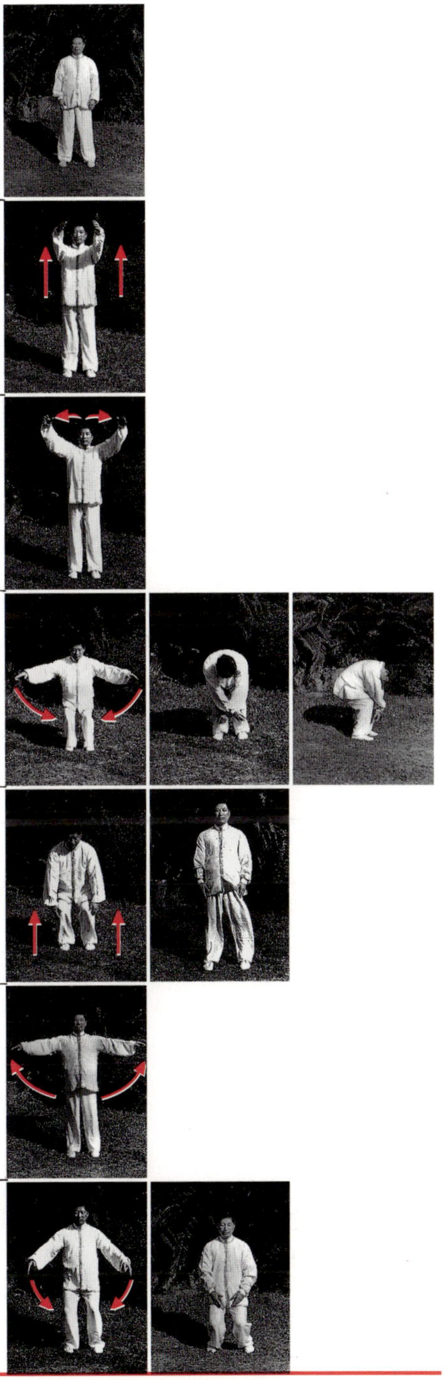

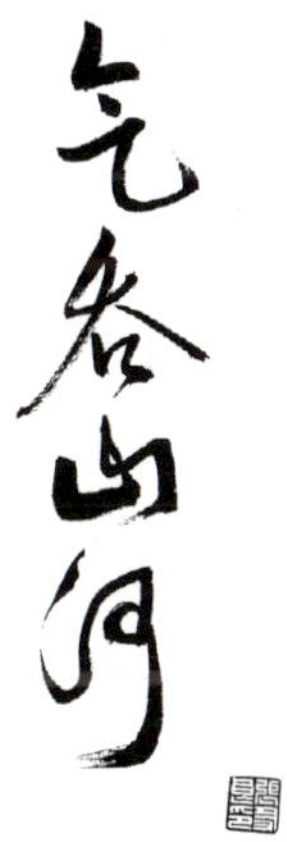

Hinführende Übungen zum Taijiquan

Die wichtigsten Handformen

Da die Taijiquan-Bewegungsabläufe für uns recht ungewohnte Körperhaltungen aufweisen, gilt es, diese Formen einmal genau zu betrachten und sie auch zu üben. Hat man die Haltungen und Bewegungen gelernt, sollten sie letztlich »fließend« von «innen« heraus »geschehen«.
Auf der gegenüberliegenden Seite sind links die Handformen abgebildet, rechts daneben Beispiele aus einem entsprechenden Bewegungsmuster.

Die Taiji-Hand

Die Finger liegen *offen* und *entspannt* nebeneinander. Im Handgelenk locker bleiben.

Form 15: »Stoß mit der linken Ferse«

Die Taiji-Faust

Die Hand ist *locker* zur Faust geballt. Finger nicht aneinanderpressen.

Form 14: »Mit beiden Fäusten die Ohren des Gegners treffen«

Die Taiji-Hakenhand

Der Daumen wird von den vier aneinanderliegenden Fingern berührt. Hakenhand *entspannt hängen lassen.*

Form 17: »Die gehockte Peitsche – rechts«

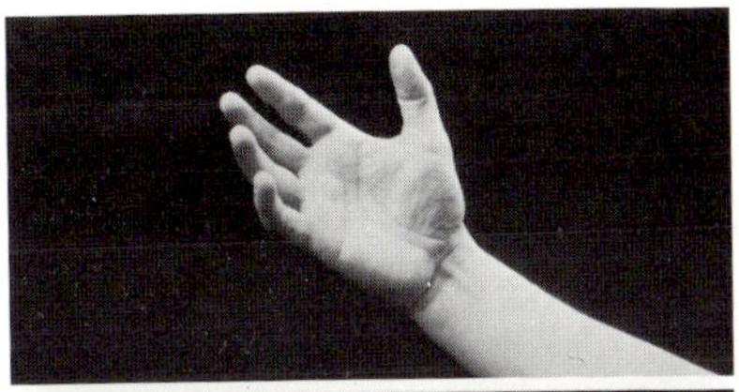
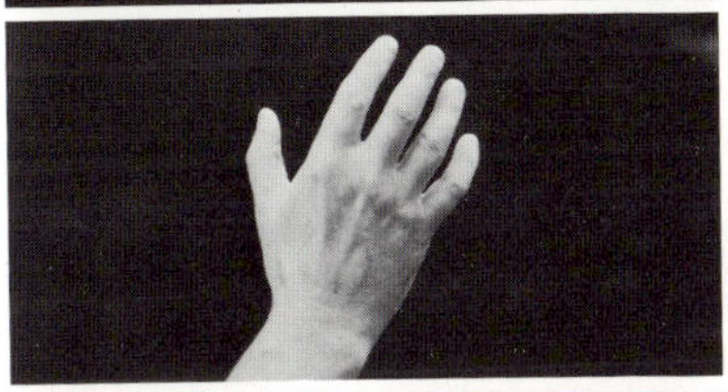
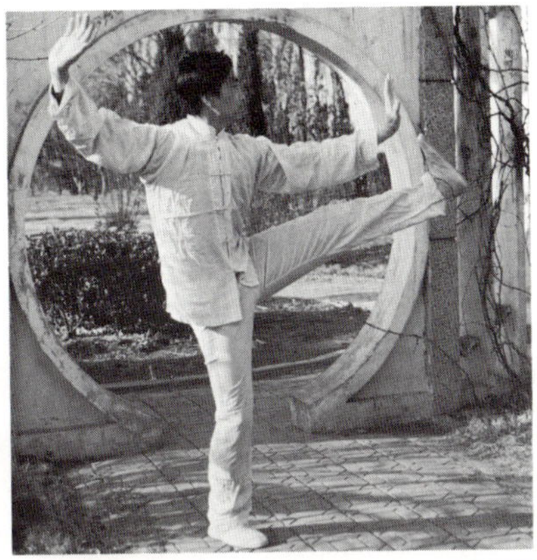
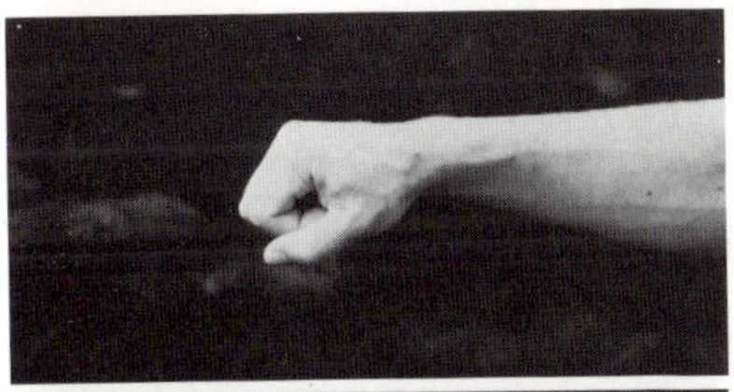
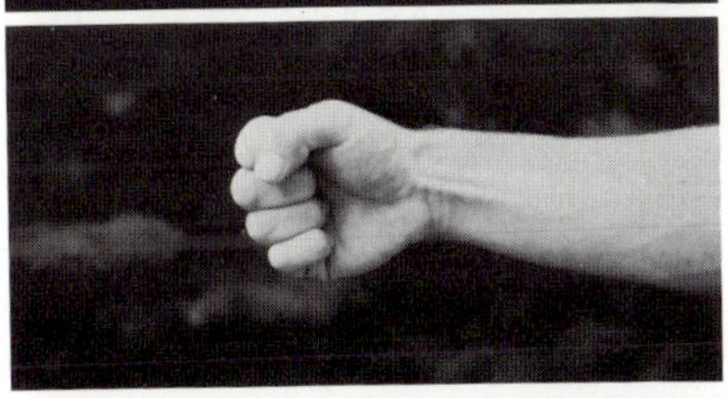
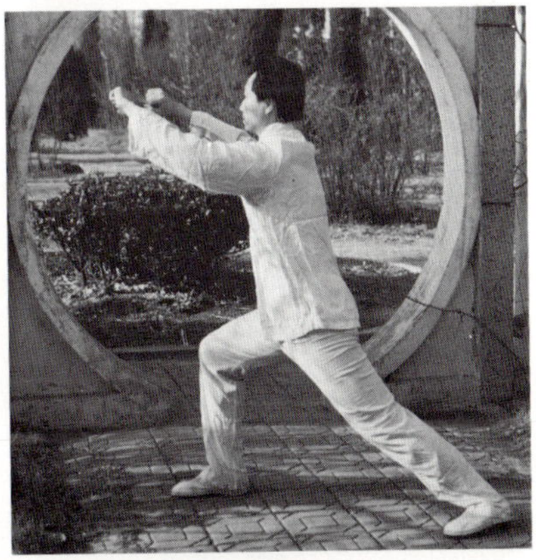
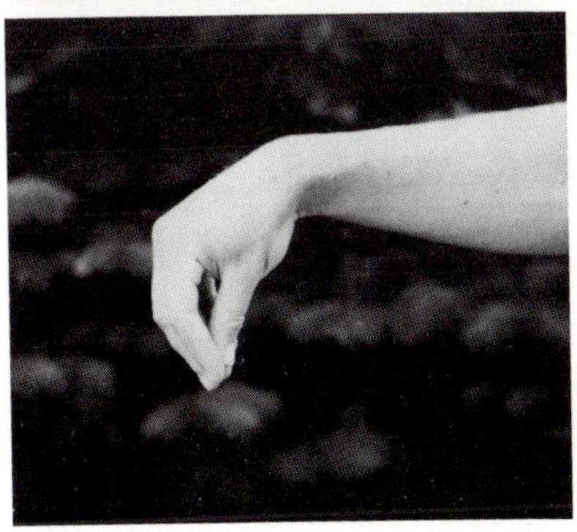
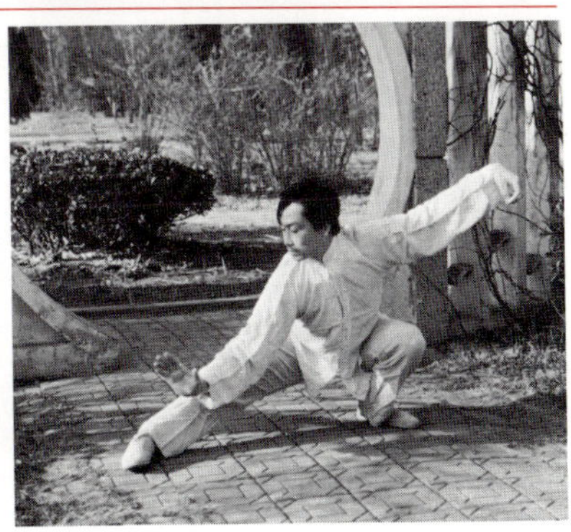

Wichtige Kriterien der Körperhaltung

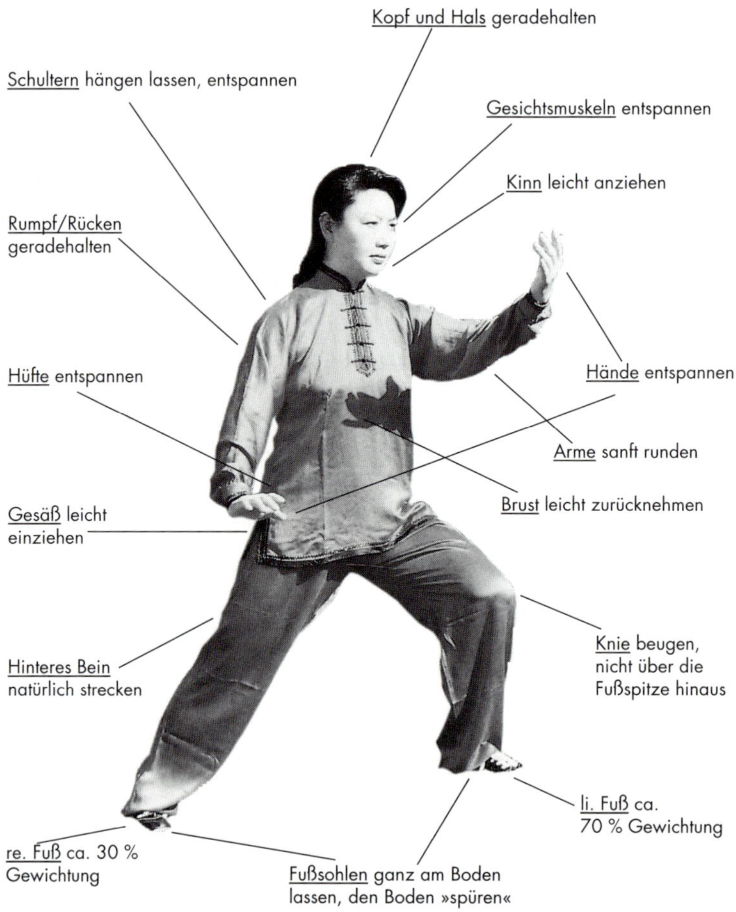
Kopf und Hals geradehalten
Schultern hängen lassen, entspannen
Gesichtsmuskeln entspannen
Kinn leicht anziehen
Rumpf/Rücken geradehalten
Hände entspannen
Hüfte entspannen
Arme sanft runden
Brust leicht zurücknehmen
Gesäß leicht einziehen
Knie beugen, nicht über die Fußspitze hinaus
Hinteres Bein natürlich strecken
li. Fuß ca. 70 % Gewichtung
re. Fuß ca. 30 % Gewichtung
Fußsohlen ganz am Boden lassen, den Boden »spüren«

Beispiel Form 2: »Die Mähne des Pferdes teilen«

Schrittstellungen

Mit den folgenden Bildern und Grafiken von ausgewählten Schrittstellungen werden Schrittformen, Schrittlängen, die wechselseitige Belastung der Füße, deren Abstände zueinander und deren Winkelverhältnisse in bezug auf die Bewegungsrichtung dargestellt. Wir empfehlen, diese Schrittstellungen immer wieder zu studieren und Standübungen zu machen. Ein Spiegel wäre das ideale Hilfsmittel.

Zeichenerklärung / Abkürzungen

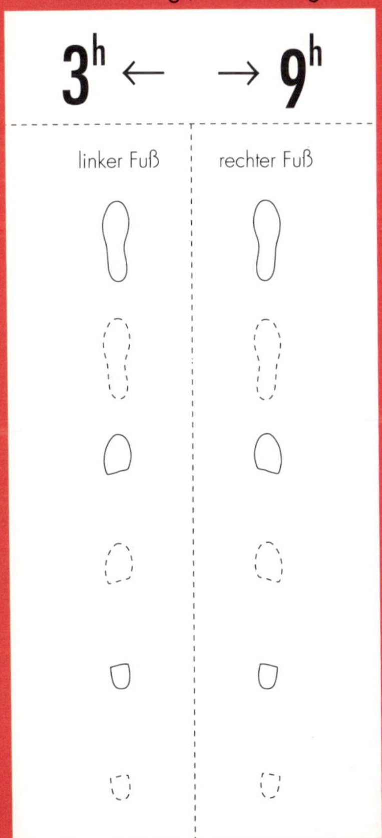

Bewegungsbahn – Bewegungsrichtung (s. auch »Zur Bewegungsorientierung«, Seite 94).

links = l. / rechts = r.
vorwärts = vw. / rückwärts = rw.
Fußlänge = Fl. / Fußbreite = Fb.

Ganze Fußsohle hat Bodenberührung.

Vorhergehende oder vorausgenommene Bodenberührung des ganzen Fußes.

Nur die Zehen oder der Ballen haben Bodenberührung.

Vorhergehende oder vorausgenommene Bodenberührung der Zehen oder Ballen.

Nur die Ferse / der Fersenrand hat Bodenberührung.

Vorhergehende oder vorausgenommene Bodenberührung der Ferse / des Fersenrandes.

Der Bogenschritt vorwärts

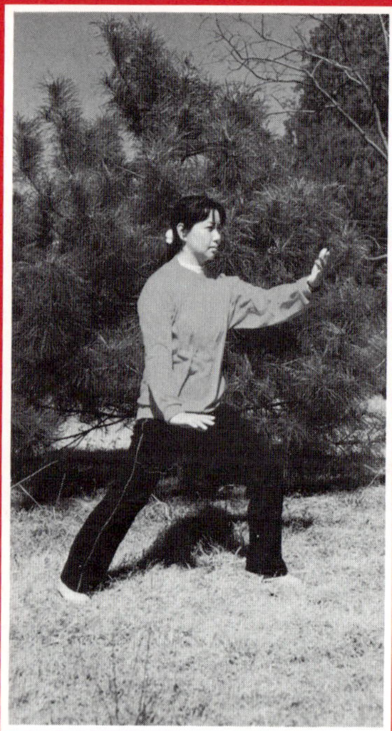

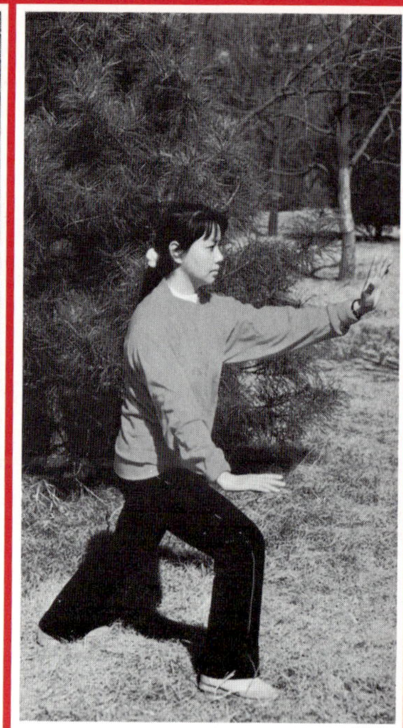

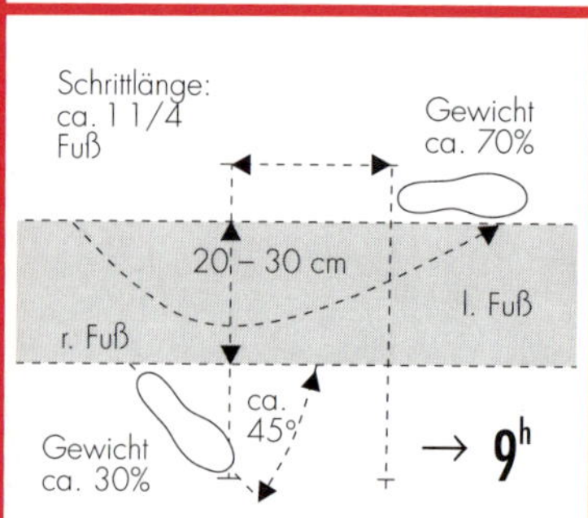

Bogenschritt nach links.
Form 2: »Die Mähne des Pferdes teilen«

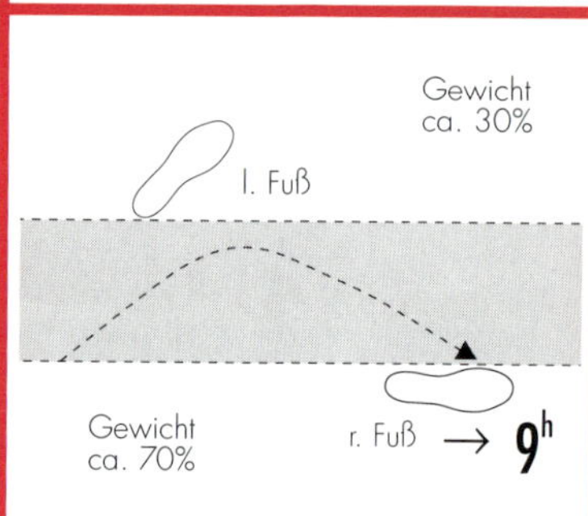

Bogenschritt nach rechts.
Form 4: »Das Knie schützen«

Der Bogenschritt rückwärts

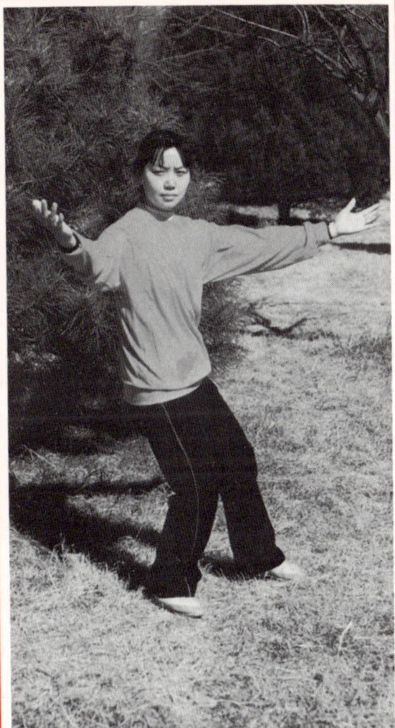

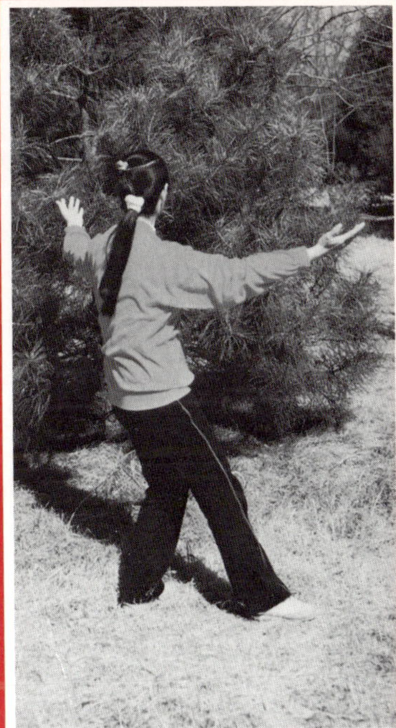

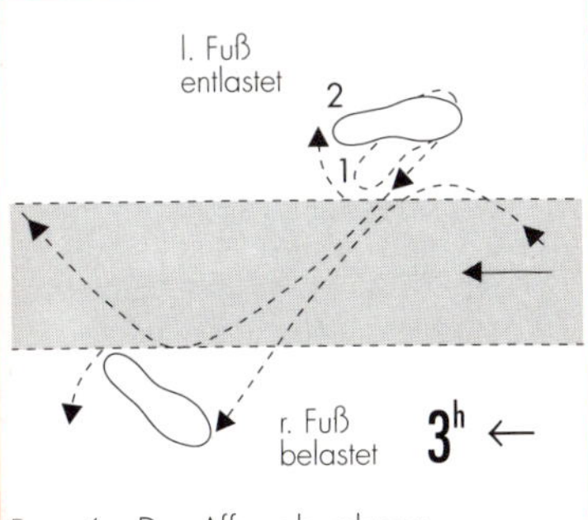

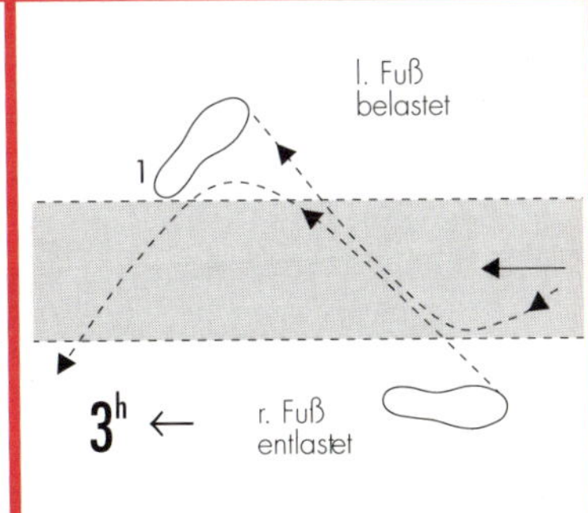

Form 6: »Den Affen abwehren«
(Bildfolge von rechts nach links)

Der Seitwärtsschritt

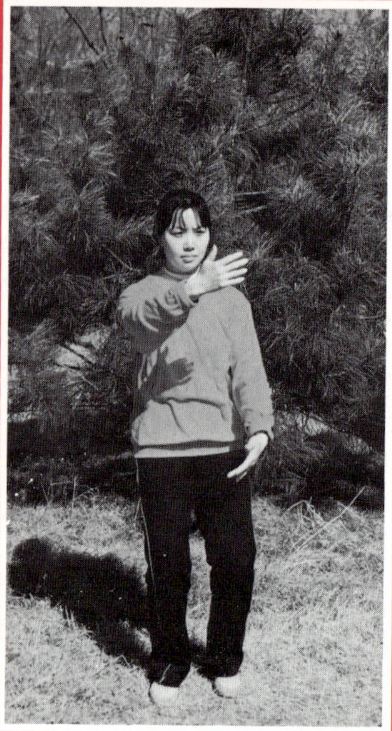

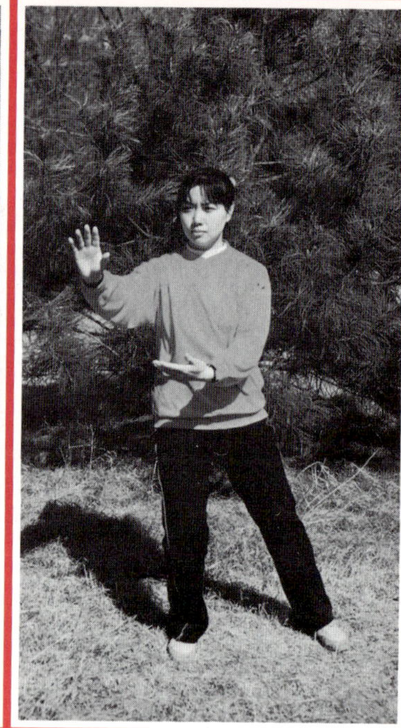

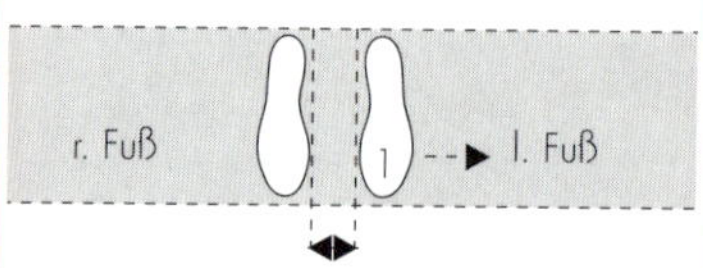

Abstand 1 Fußbreit

Form 10: »Die Hände wie Wolken bewegen«

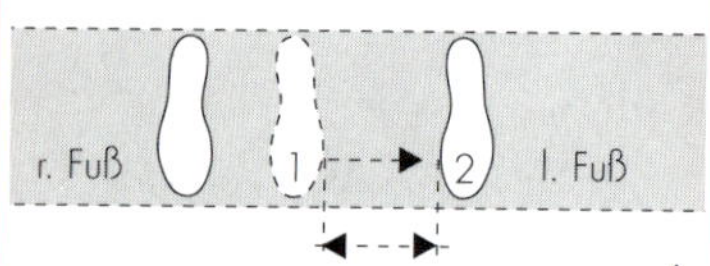

Abstand 2 Fußbreit → 9^h

Ganze Schrittbreite: 4 Fußbreit

Der leere Schritt

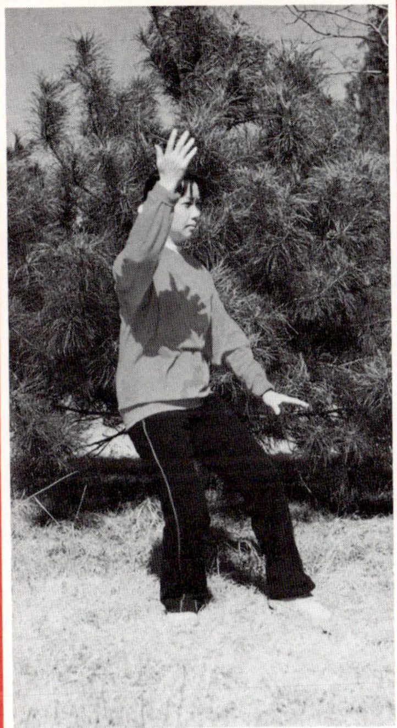

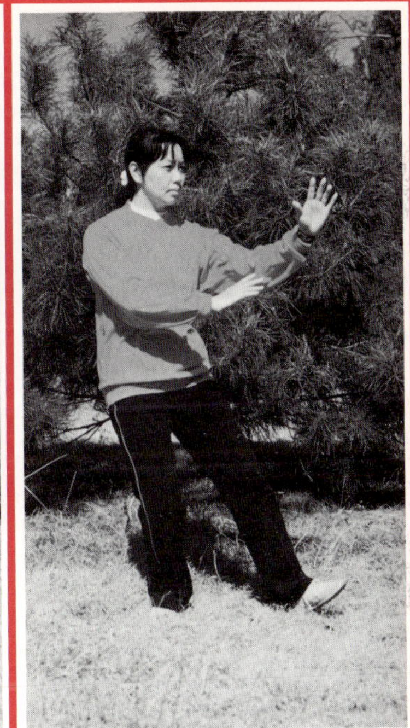

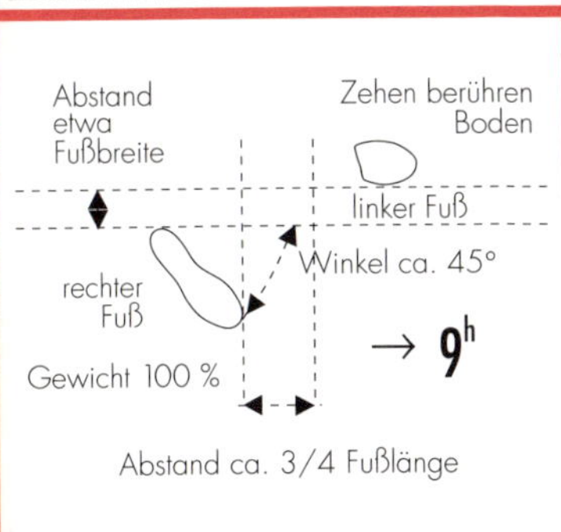

Form 3: »Der Kranich breitet die Flügel aus«

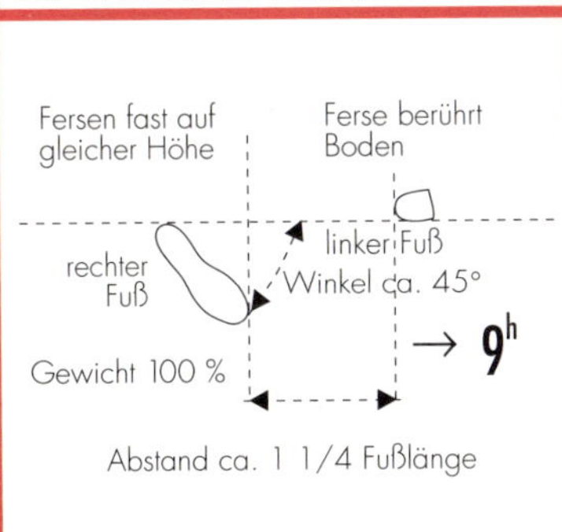

Form 5: »Die Pipa spielen«

Der Gleitschritt

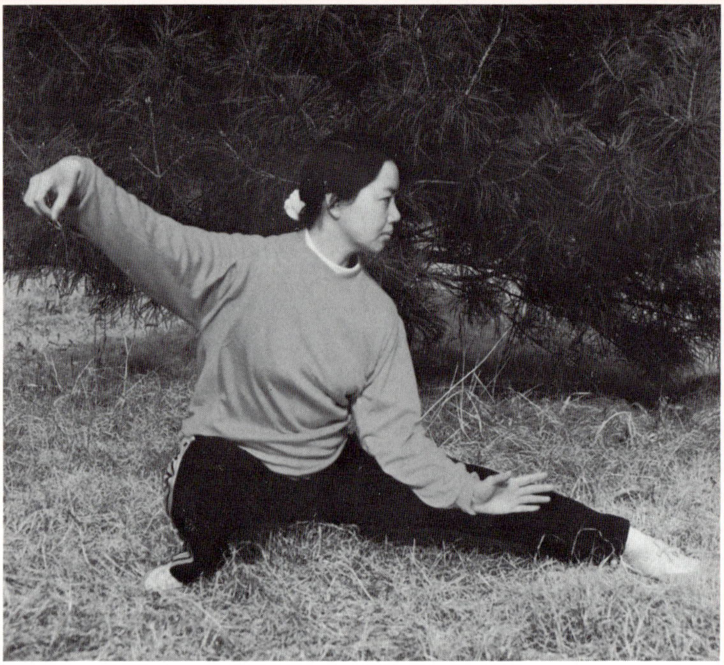

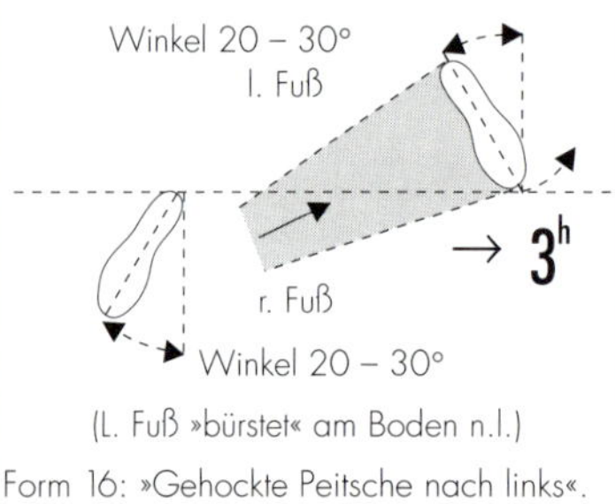

Form 16: »Gehockte Peitsche nach links«. Sicht von vorn (Bild).

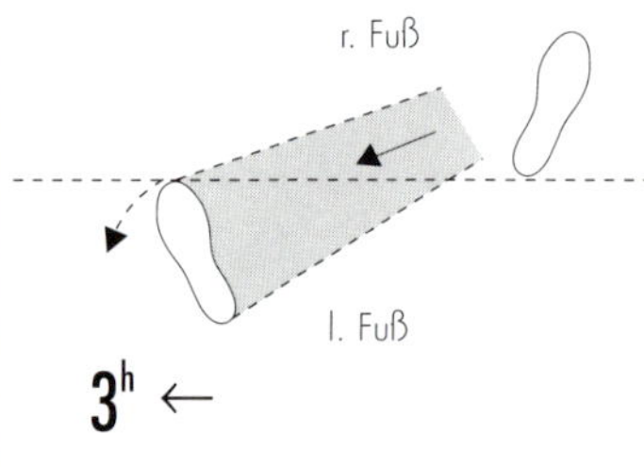

Sicht von hinten.

Die Stellung auf einem Bein

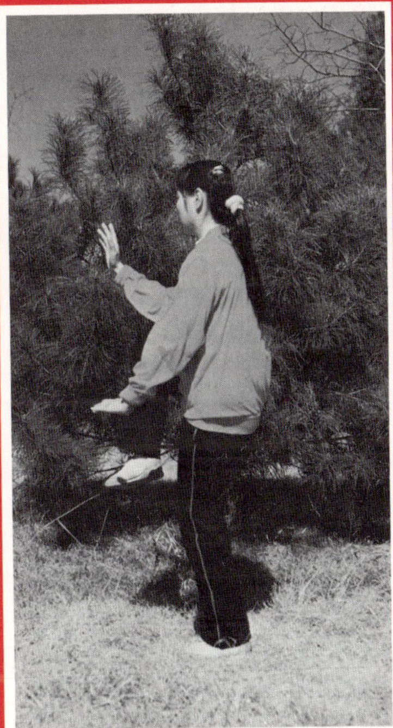

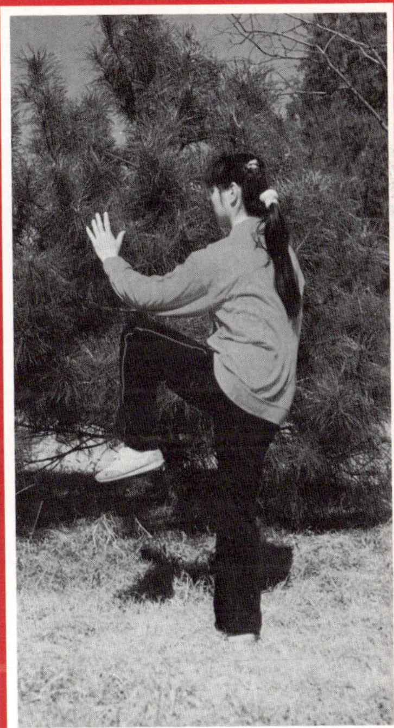

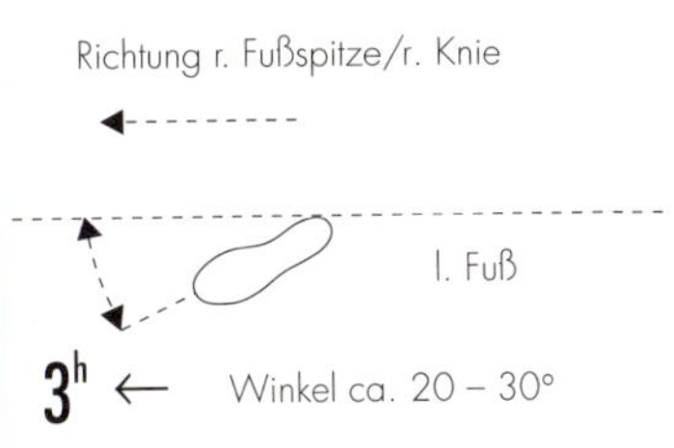

Form 16: Teilform der »Gehockten Peitsche nach links« (Hahn steht auf einem Bein).

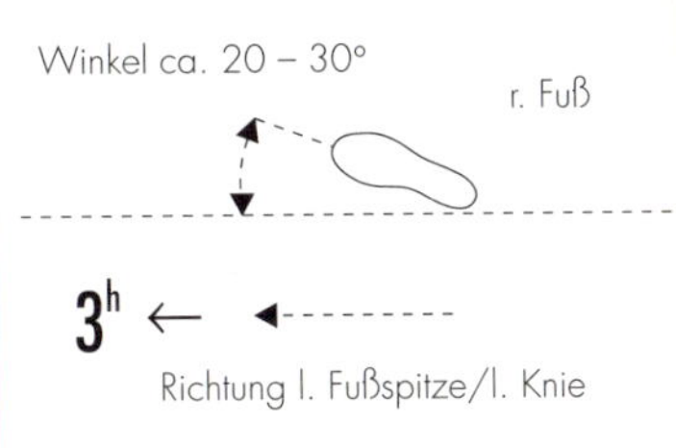

Form 17: Teilform der »Gehockten Peitsche nach rechts« (Hahn steht auf einem Bein).

Schrittübungen

Mit den Schrittübungen werden erste spezifische Bewegungserfahrungen mit Taijiquan gemacht. Das Hauptaugenmerk ist dabei auf den ständigen Belastungswechsel zu richten. Es muß immer wieder geprüft werden, ob die entsprechenden Abstände und Winkelverhältnisse stimmen.

Übung des Bogenschrittes vorwärts

Vor Beginn Schultergürtel entspannen, Hände an den Hüften einstützen, Rumpf und Blick in Bewegungsrichtung.

a) Rechter Fuß steht im Winkel von ca. 45° zur Bewegungsrichtung und wird voll belastet. Der linke Fuß ist beigezogen und berührt – nur in dieser Ausgangsposition – mit den Zehen leicht den Boden. Vor dem ersten Schritt rechtes Bein beugen, so daß Knie und Fußspitze ungefähr auf einer Senkrechten liegen. Diese gebeugte Kniehaltung – links und rechts – wird während der ganzen Übung beibehalten.

b) Verbunden mit einer leichten Rumpfdrehung nach links einen halben Bogenschritt nach links führen und mit der *Ferse zuerst* aufsetzen ①. Langsam auf der ganzen Sohle abrollen, linkes Knie vorschieben und damit den linken Fuß belasten. Mit dem Vorschieben des linken Knies rechtes Bein strecken, aber nicht durchstrecken. Belastungsverhältnis: vorn ca. 70%, hinten ca. 30% (vgl. »Bogenschrittstellung vorwärts« – Form 2, Seite 72).

c) Gewicht zurückverlagern auf das rechte Bein, linken entlasteten Fuß auf der Ferse um ca. 45° nach außen drehen ②. Langsam abrollen und ganzes Gewicht auf den linken Fuß.

d) Hinteres Bein ohne Bodenberührung beiziehen ③.

e) Ohne anzuhalten weiter einen halben Bogenschritt nach rechts, mit der Ferse zuerst aufsetzen, dann mit dem Vorschieben des Knies auf ganzer Sohle in Bewegungsrichtung abrollen, hinteres Bein strecken (vgl. »Bogenschrittstellung vorwärts« – Form 4, Seite 72).
Weitere Abfolge wie c), nur »rechts« und »links« vertauschen ④. Dann ganzer Bogenschritt nach links ⑤ usw.

Beachte: Rumpfdrehung nicht vernachlässigen. Belastung und Entlastung des jeweiligen Fußes gehen fließend ineinander über.

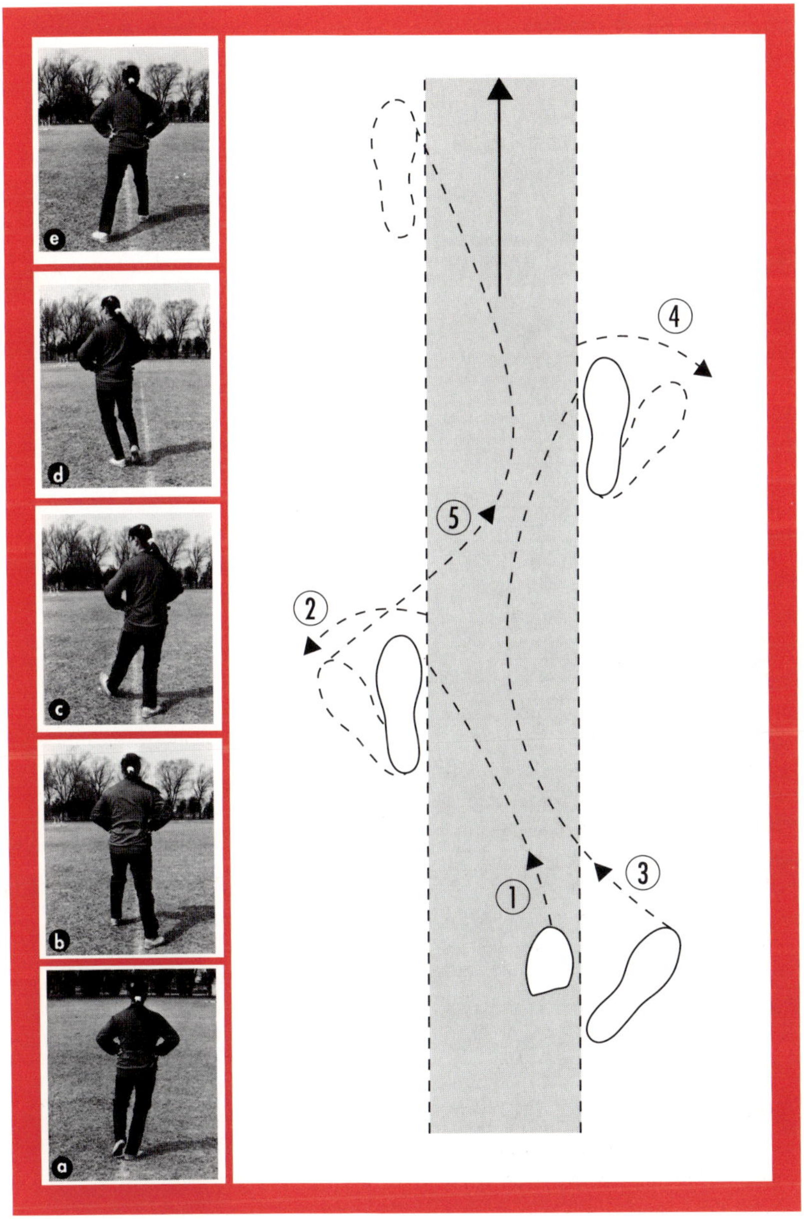
e
d
c
b
a
4
5
2
1
3

Übung des Bogenschrittes rückwärts

Vor Beginn Schultergürtel entspannen, Hände an den Hüften einstützen, Rücken in Bewegungsrichtung.

a) Rechter Fuß steht im Winkel von ca. 45° entgegen der Bewegungsrichtung und wird voll belastet. Der linke Fuß ist beigezogen und berührt – nur in dieser Ausgangsposition – mit den Zehen leicht den Boden. Vor dem ersten Schritt rechtes Bein beugen, so daß Knie und Fußspitze ungefähr auf einer Senkrechten liegen. Diese gebeugte Kniehaltung – rechts und links – wird während der ganzen Übung beibehalten.

b) Verbunden mit einer leichten Rumpfdrehung nach links einen halben Bogenschritt nach links hinten ausführen ①, dabei mit der Fußspitze zuerst aufsetzen, dann den ganzen Fuß im Winkel von ca. 45° abrollen. Gewicht auf dem linken Bein (vgl. »Bogenschrittstellung rückwärts« – Form 6, rechtes Bild, Seite 73).

c) Mit der Gewichtsverlagerung auf das linke Bein den entlasteten rechten Fuß auf dem Ballen mit der Ferse nach außen drehen ②, Rumpf gleichzeitig leicht nach rechts ausrichten.

d) Rechten Fuß an den linken ohne Bodenberührung im Bogen heranführen ③

e) und ohne Unterbrechung in einem weiteren halben Bogen rückwärts mit der Fußspitze zuerst aufsetzen und im Winkel von ca. 45° abrollen, dabei das ganze Gewicht auf das rechte Bein verlagern. Linken Fuß auf dem Ballen mit der Ferse nach außen drehen ④. Und weiter im Bogenschritt nach links hinten ⑤ usw. (vgl. »Bogenschrittstellung rückwärts« – Form 6, linkes Bild, Seite 73).

Beachte: Während der jeweilige Fuß nach hinten gesetzt wird, ist ein Hoch- und Tiefgehen mit dem Rumpf zu vermeiden. Querabstand zwischen den Fersen von 20–30 cm beachten!

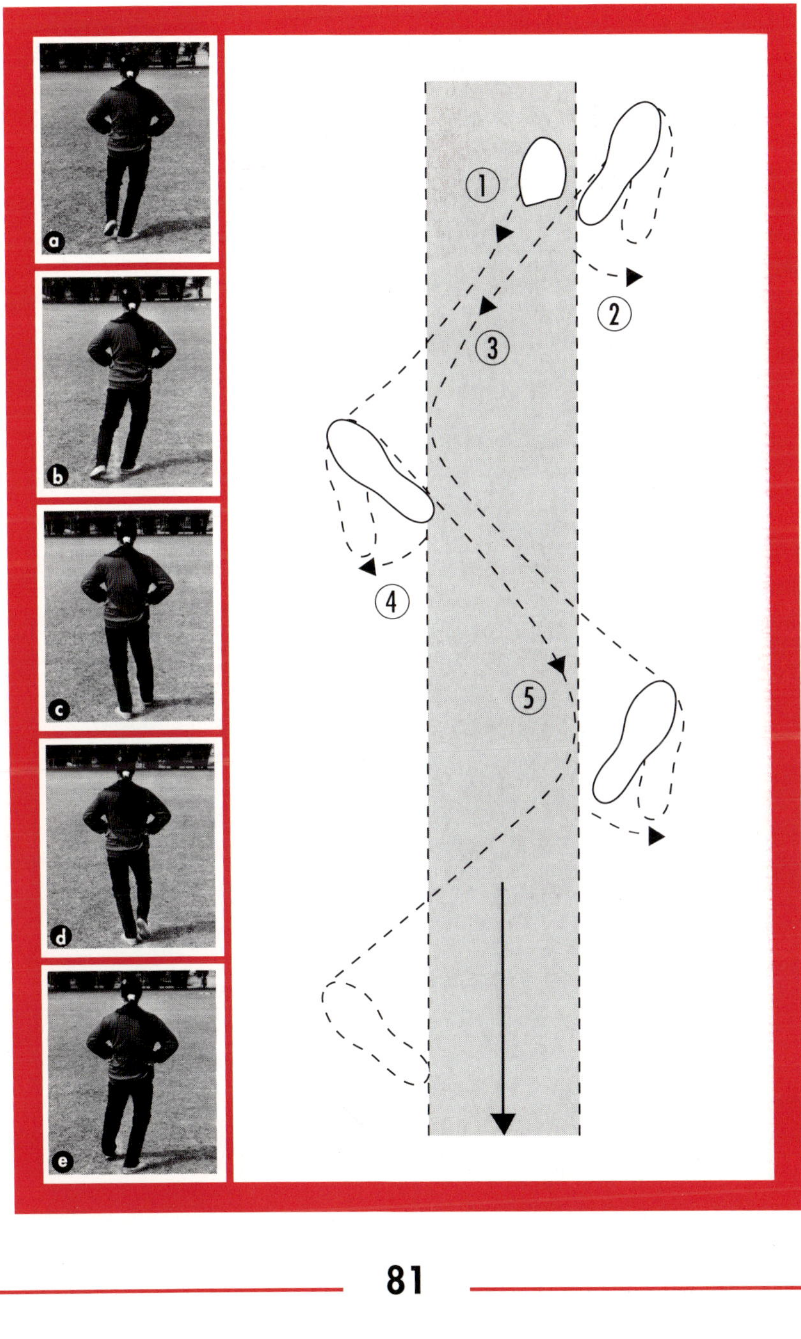
a
b
c
d
e
1
2
3
4
5

Übung des Seitwärtsschrittes

Vor Beginn Schultergürtel entspannen, Hände in der Hüfte einstützen, Blick geradeaus.

a) Ausgangsstellung (vgl. auch: »Der Seitwärtsschritt« – Form 10, linkes Bild, Seite 74), beide Beine gleichmäßig belasten.

b) Vor dem Schritt nach links beide Beine beugen, so daß Knie und Fußspitzen ungefähr auf einer Senkrechten liegen. Schritt mit dem linken Bein nach links ① (Abstand zum rechten Fuß 4 Fußbreit; vgl. auch: »Der Seitwärtsschritt« – Form 10, rechtes Bild, Seite 74), weich mit der linken Fußspitze zuerst aufsetzen, abrollen und Fuß voll belasten.

c) Rechtes Bein beiziehen ②, so daß zwischen den Füßen wieder 1 Fußbreit Abstand ist.

d) Rechtes Bein belasten und ansetzen zum nächsten Schritt nach links.

Zum Üben auch den Seitwärtsschritt nach rechts ausführen.

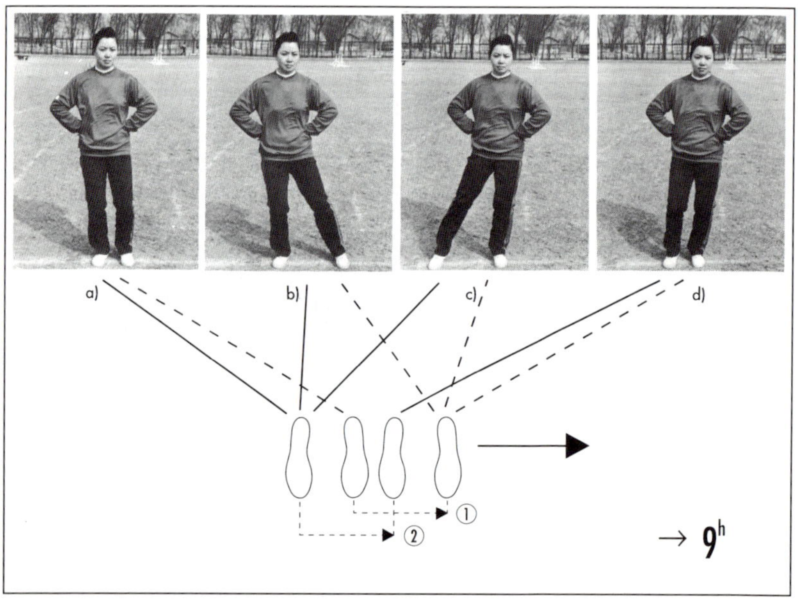

Schrittübungen mit ganzen Formen

Die folgenden drei ausgewählten Schrittübungen mit ganzen Formen sollen vor der Ausführung der ganzen Sequenz mehrere Male in längeren Bahnen absolviert werden.

Dabei nehme man sich jeweils für eine Bahnlänge ein Kriterium der Bewegungsausführung vor (s. Seite 43 ff.) und konzentriere sich ganz bewußt auf dessen exakte Befolgung. Ein besonderes Augenmerk ist auf die entsprechenden Rumpfdrehungen zu richten.

Taijiquan am Sportzentrum der Universität Würzburg

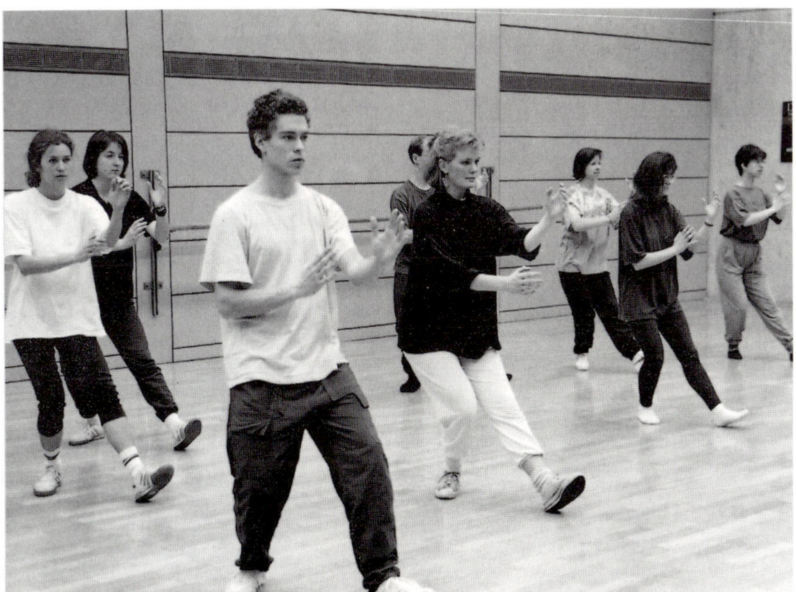

① **Ausgangsstellung** für »Knie schützen nach rechts« (Form 4).
Bogenschrittstellung nach links. Rumpf → 9^h. Rechter Arm vor der rechten Brust. Finger der rechten Hand in Augenhöhe. Linke Handfläche seitlich etwas vor der Hüfte, zeigt nach unten.

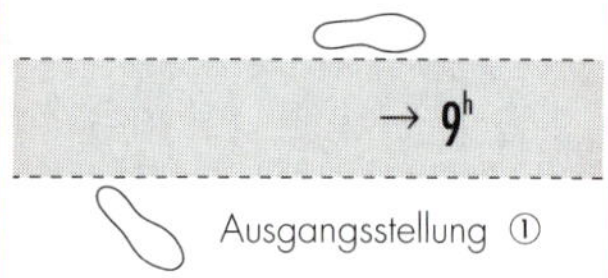

② ③ ④ ⑤ ⑥ Ansetzen zum Bogenschritt nach rechts und gleichzeitig die linke Hand zusammen mit Rumpfdrehung → 8^h bei leicht gebeugtem Ellbogen bis in Schulterhöhe anheben, während die rechte Hand quer vor die Brust geführt wird. Handfläche zeigt zur Brust.
Der rechte Fuß ist an den linken herangezogen, ohne den Boden zu berühren.
Halber Bogenschritt nach rechts mit Rumpfdrehung → 9^h. Simultan die linke Hand erst Richtung linkes Ohr, dann im Bogen am Ohr vorbei nach vorn »stoßen«. Finger der linken Hand in Augenhöhe. Rechte Hand im Bogen nach links unten bis seitlich zur rechten Hüfte führen.
Ausgangsstellung für »Knie schützen nach links«.

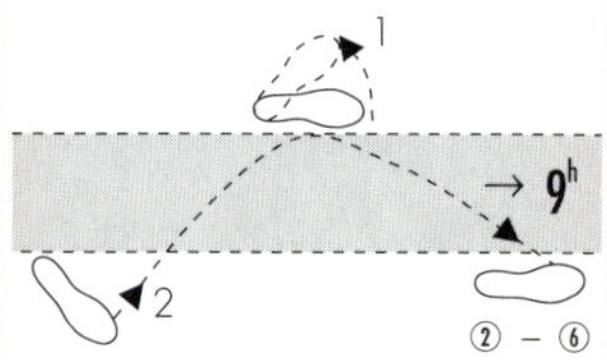

⑦ ↓ ⑪ Bewegungsfolge wie ①–⑥, nur *links* und *rechts* werden vertauscht. Dann wieder Bewegungsfolge wie ①–⑥ usw.

Beachte: Alle Bewegungen sind gleichmäßig fließend, kein Innehalten! Beim »Vorstoßen« den jeweiligen Arm nicht völlig durchstrecken und Oberkörper nicht vorbeugen. (Vgl. auch: Bildserie Seite 52/53).

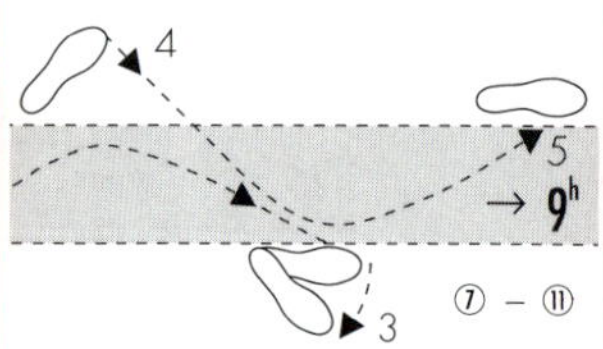

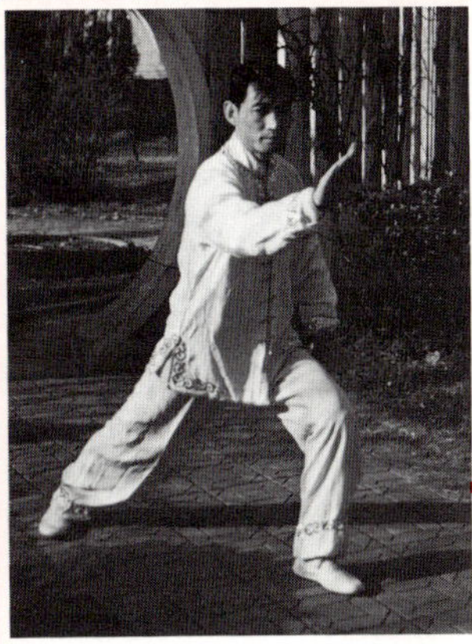

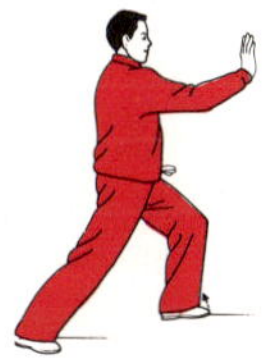

①

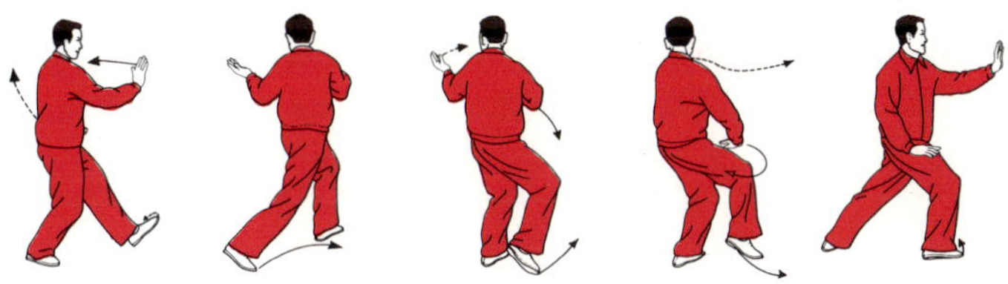

② ③ ④ ⑤ ⑥

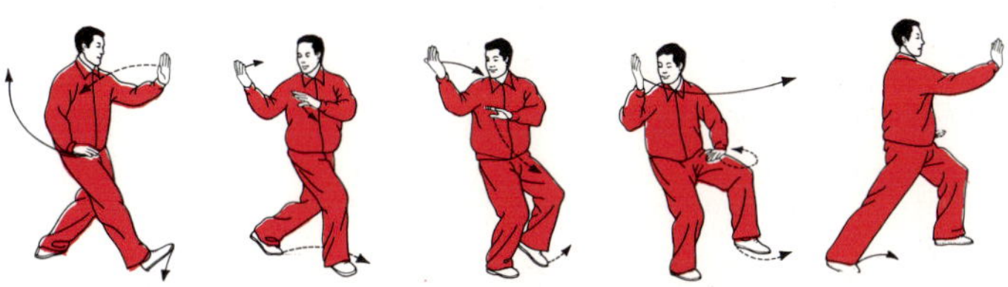

⑦ ⑧ ⑨ ⑩ ⑪

① **Ausgangsstellung** für »Den Affen abwehren« (Form 6).
Bildfolge von rechts nach links!

Rumpf → 10–11^{h}.
Gewicht auf dem rechten Bein, linkes Bein berührt noch mit dem Fußballen den Boden. Rechte Hand in Kopfhöhe, linken Arm gerundet nach vorn gestreckt (nicht durchstrecken!) → 9^{h}, als wolle man einen Ball halten. (Der Ball ist nur als Lernhilfe gedacht.)

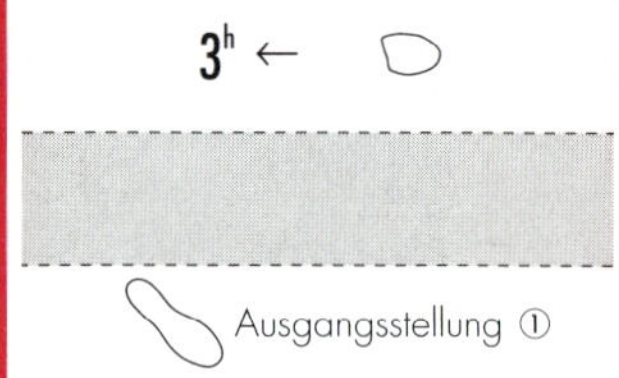

② Bogenschritt rückwärts nach links. Gleichzeitig rechte Hand in leichtem Abwärtsbogen auf die linke Hand zuführen, als
③ wolle man den Ball wegstoßen. Mit dem Bogenschritt rückwärts wird die linke Hand seitlich abwärts zur linken Hüfte gebracht.
④ Rechte Ferse nach außen drehen. Linke Hand von der Hüfte aus mit Auswärtsbogen ③ in Kopfhöhe hochführen, gleichzeitig rechte Handfläche nach oben drehen, dabei dreht der Rumpf → 7–8^{h}. Rechter Arm → 9^{h}.

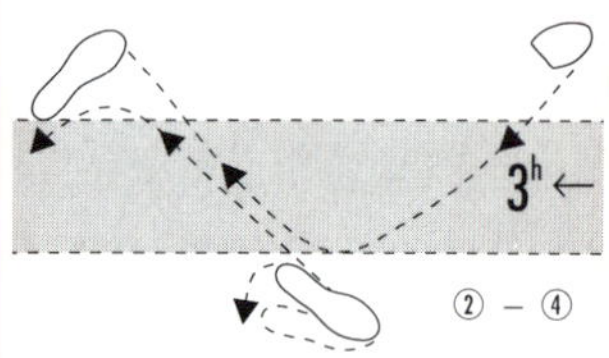

⑤ ↓ ⑦ Es folgt der gleiche Bewegungsablauf wie ①–④, nur *links* und *rechts* werden vertauscht.

⑧ ↓ ⑩ Wie ②–④. Zum Üben Bewegungsfolge beliebig fortsetzen.

Beachte: Beim Auswärtskreisen der Arme rückwärts und gleichzeitigem Bogenschritt Knie gebeugt lassen. Hoch- und Tiefgehen vermeiden.

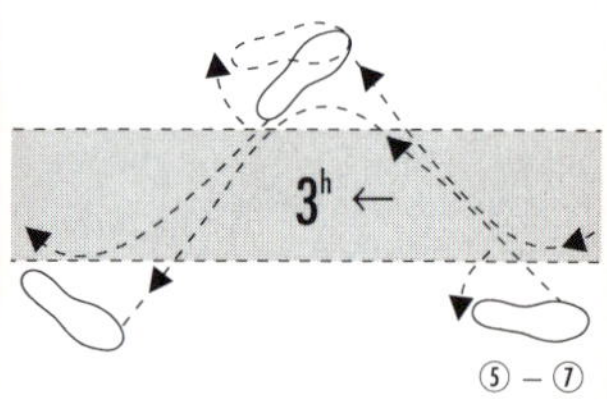

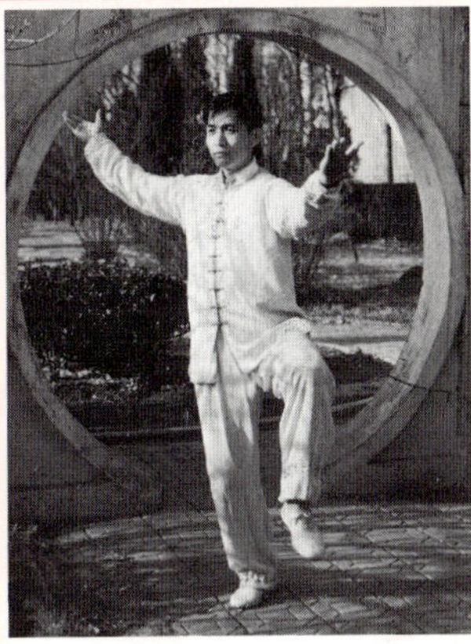

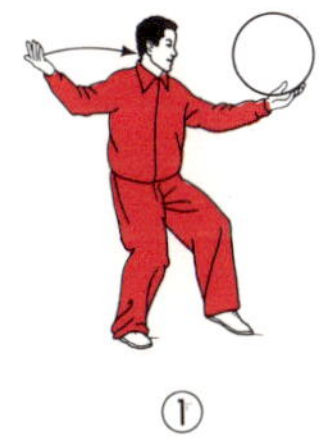
①

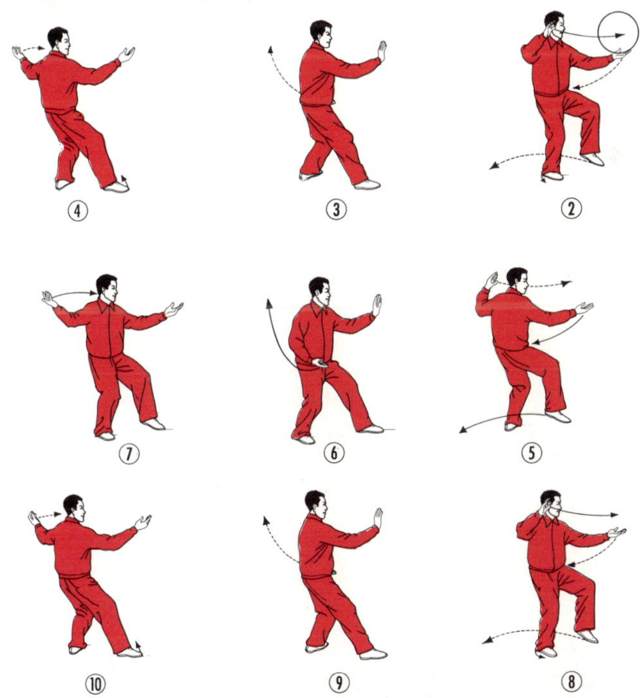
④
③
②
⑦
⑥
⑤
⑩
⑨
⑧

①

Ausgangsstellung für »Die Hände wie Wolken bewegen« (Form 10).
Gewicht auf das linke Bein verlagern. Linke Hand in Augenhöhe vor der linken Schulter, Handfläche zeigt zum Körper, Blick → linke Hand. Rechte Hand (offen und locker) in rechter Hüfthöhe. Rumpf → 11ʰ.

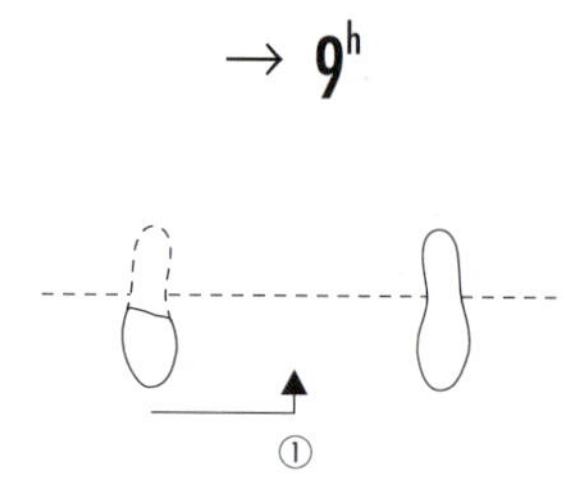

② Während die linke Hand einen Kreisbogen nach unten beschreibt, wird sie gleichzeitig nach außen gedreht. Die rechte Hand wird simultan dazu – ebenfalls im Kreisbogen – nach oben geführt und der rechte Fuß parallel in fußbreitem Abstand zum linken weich beigesetzt.
③ Mit der Gewichtsverlagerung auf das rechte Bein erreicht die rechte Hand
④ Gesichtshöhe, die linke nähert sich der Hüfte. Mit leichter Rumpfdrehung → 1ʰ
⑤ wird der linke Fuß parallel zum rechten nach links ausgestellt (vgl. »Übung des Seitwärtsschrittes«, Seite 82), während die Hände ihre Rotation fortsetzen. Rechte Hand dreht nach außen und beginnt den Abwärtsbogen, die linke bewegt sich nach oben in Gesichtshöhe, und die Körperstellung erreicht wieder Position ①.
⑥ ↓ ⑩ Gleicher Verlauf wie ①–⑤

Beachte: Der Blick – koordiniert mit Rumpfdrehung nach links bzw. rechts – folgt der jeweils in Gesichtshöhe vorüberziehenden Hand.

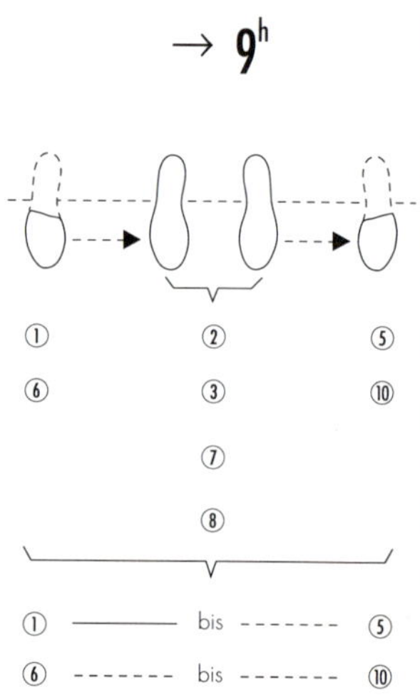

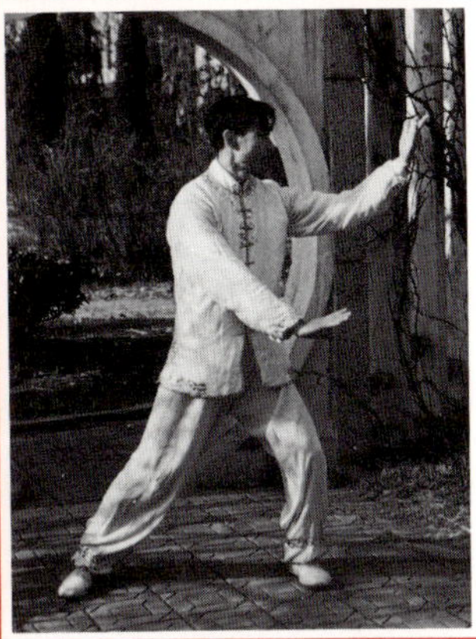

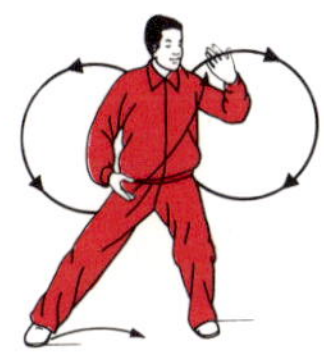

①

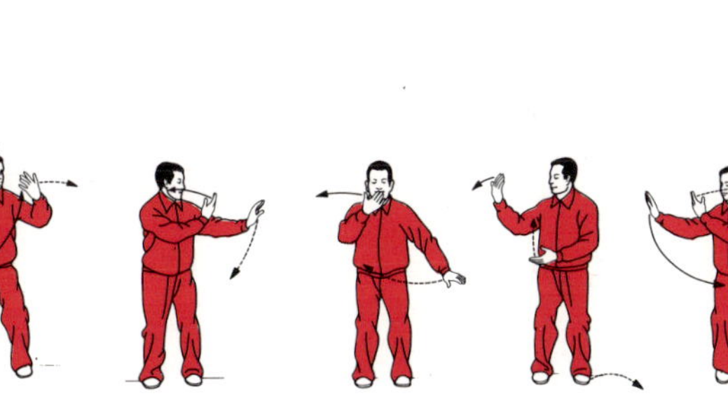

② ③ ④ ⑤

⑥ ⑦ ⑧ ⑨ ⑩

Üben der ganzen Sequenz

Sind alle 24 Formen einstudiert und wird die Sequenz in der Grobform beherrscht, kann man den Übungsaufbau einer Stunde (ca. 60 Minuten) wie folgt gestalten:

1. Aufwärmen
a) Kurzes Warmlaufen/Hüpfen auf der Stelle (Kreislaufanregung).
b) Gymnastik: Mobilisierung der Gelenke/Dehn- und Streckübungen (vor allem für Beinmuskulatur).

10 Min.

c) QIGONG
Übungen 1–3

10 Min.

2. Wiederholung
a) Spezielle Übung einzelner, schwieriger Formen.
b) Spezielle Übung einzelner, schwieriger Formen, eingebunden in die vorhergehende und nächstfolgende.

10 Min.

3. Üben der gesamten Sequenz
Versuchen Sie 4–6 Durchgänge hintereinander ohne Pause mit möglichst tiefer Kniebeuge. (Vergleiche Studie aus Japan Seite 37 ff.)

25 Min.

4. QIGONG zum Ausklang
Eine Übung auswählen.

5 Min.

Ziel soll es sein, nach dem Aufwärmen die Kurze Peking-Form 30 Minuten lang in Folge und mit höchster Konzentration zu üben – wenn möglich, täglich!
Worin aber liegt die größte Schwierigkeit beim Erlernen des Tajiquan und anderer Fertigkeiten?
»Die Übungen sind oft sehr einfach, aber immer ist es schwer, ein Übender zu werden, das heißt regelmäßig, treu und präzise die vorgeschriebene Übung hundertfach zu wiederholen« (DÜRCKHEIM 1981, 16).

Über siebzigjährige Chinesin beim Aufwärmen

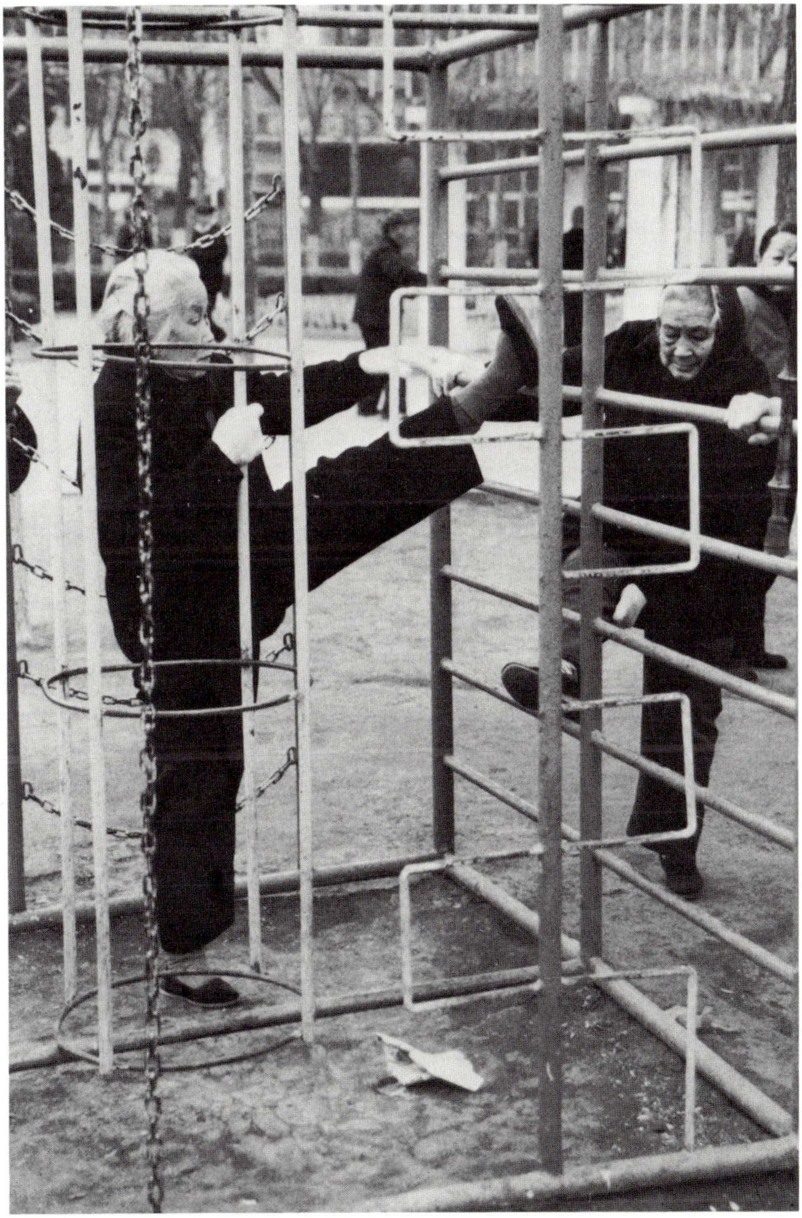

Die Kurze Peking-Form

Bahnen und Bezeichnung der Formen

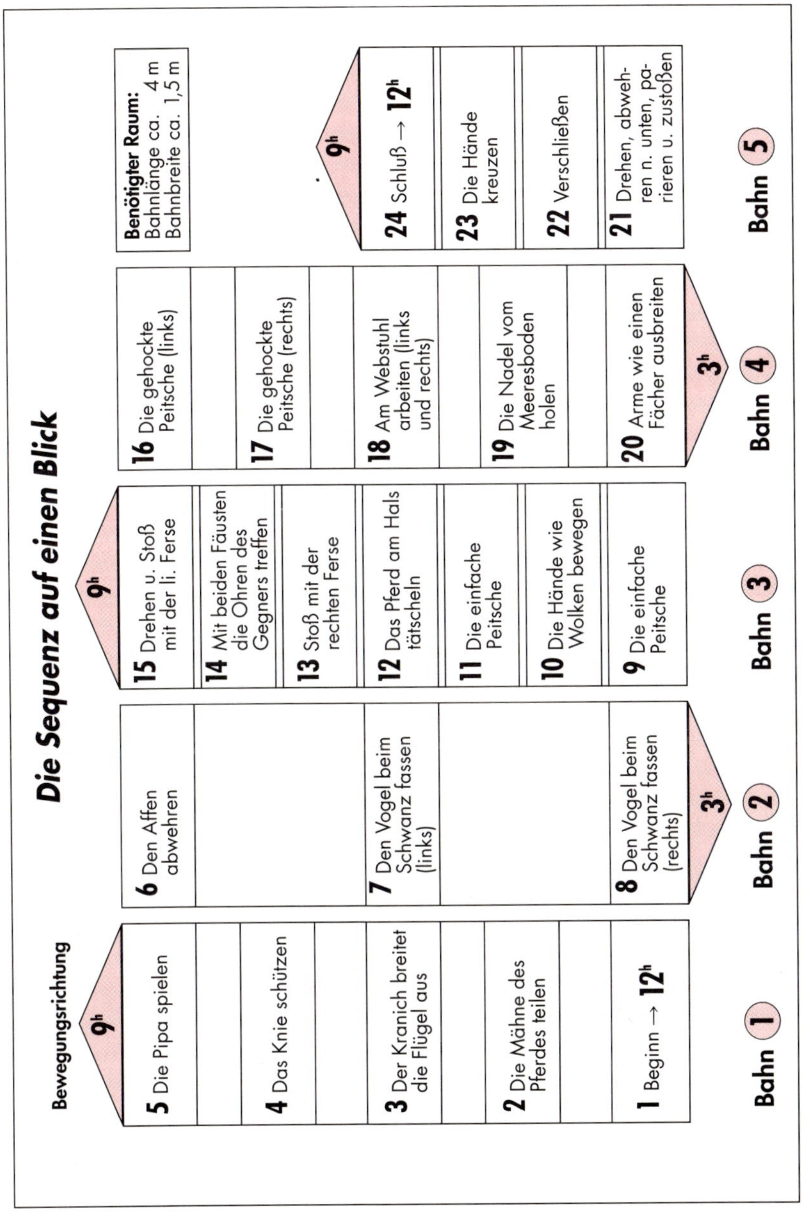
Die Sequenz auf einen Blick
Bewegungsrichtung
Bahn 1
1 Beginn → 12h
2 Die Mähne des Pferdes teilen
3 Der Kranich breitet die Flügel aus
4 Das Knie schützen
5 Die Pipa spielen
9h
Bahn 2
6 Den Affen abwehren
7 Den Vogel beim Schwanz fassen (links)
8 Den Vogel beim Schwanz fassen (rechts)
3h
Bahn 3
9 Die einfache Peitsche
10 Die Hände wie Wolken bewegen
11 Die einfache Peitsche
12 Das Pferd am Hals tätscheln
13 Stoß mit der rechten Ferse
14 Mit beiden Fäusten die Ohren des Gegners treffen
15 Drehen u. Stoß mit der li. Ferse
9h
Bahn 4
16 Die gehockte Peitsche (links)
17 Die gehockte Peitsche (rechts)
18 Am Webstuhl arbeiten (links und rechts)
19 Die Nadel vom Meeresboden holen
20 Arme wie einen Fächer ausbreiten
3h
Bahn 5
21 Drehen, abwehren n. unten, parieren u. zustoßen
22 Verschließen
23 Die Hände kreuzen
24 Schluß → 12h
9h
Benötigter Raum:
Bahnlänge ca. 4 m
Bahnbreite ca. 1,5 m

Zur Bewegungs-orientierung

Die Hinweise zur Bewegungsorientierung und über die verschiedenen Stellungen der einzelnen Körperteile werden nach dem *Zifferblattsystem* gegeben.

Zu Beginn der Sequenz steht der Übende frontal in Richtung 12^h, hinter ihm ist 6^h, links von ihm 9^h und rechts 3^h. Die Richtungshinweise werden mit einem Pfeil gekennzeichnet. Z. B. »Ausgangsstellung Rumpf → 12^h« (s. auch »Zeichenerklärung« auf Seite 71). »Ausgangsstellung« (s. Abb. unten) *nach* dem »Öffnen« aus geschlossener Fußstellung.

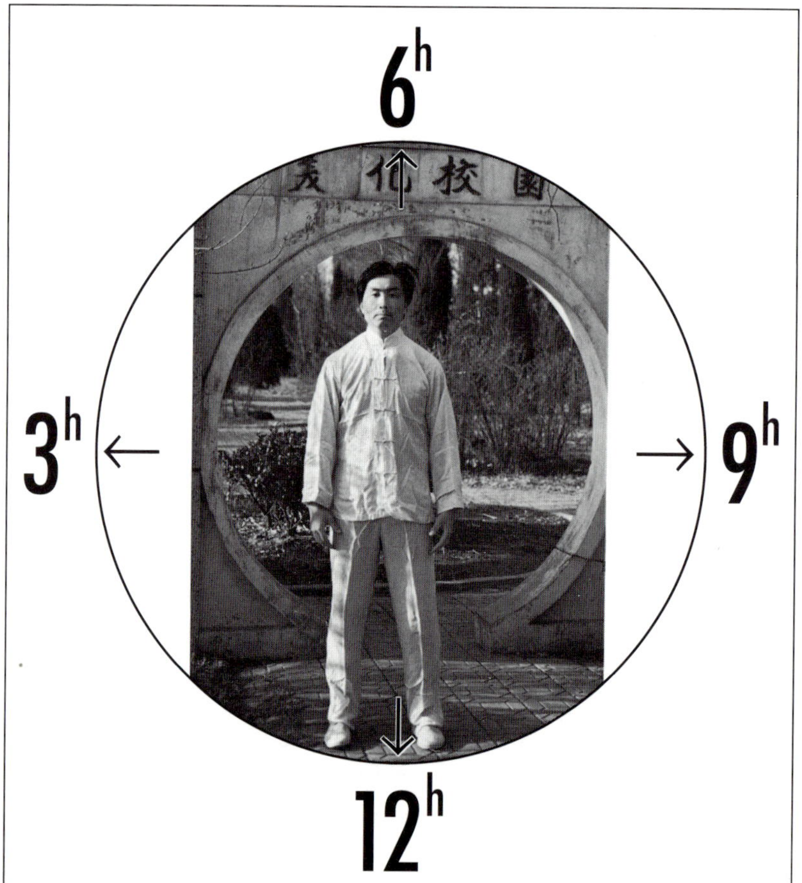

Beschreibung der 24 Formen

In manchen Lehrbüchern wird die Bewegungsorientierung mit Hilfe der Himmelsrichtungen gegeben. Dabei steht der Übende frontal in willkürlich festgelegter Richtung Norden. Süden liegt hinter ihm, links von ihm Westen und rechts Osten. Wir haben uns für das Zifferblattsystem entschieden, weil es eine genauere Differenzierung zuläßt.

Es empfiehlt sich, immer an gleicher Stelle und in gleicher Richtung mit der **Form 1** zu beginnen. Der stets gleiche Ausgangsort erleichtert den Lernvorgang und die Orientierung im Raum.

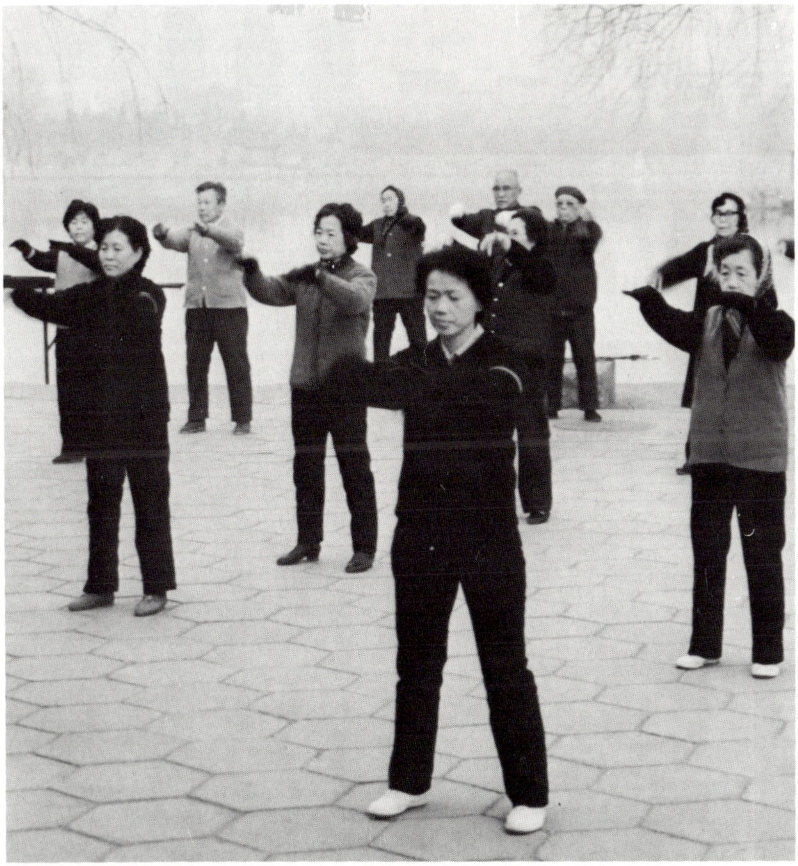

Form 1: »Beginn«

Beginn

Zum Auftakt: Einige Male ruhig atmen, Schultergürtel entspannen.
Aus geschlossener Fußstellung Schritt nach links = **Ausgangsstellung.**
(Die Ziffern am linken Rand des Textes beziehen sich auf die Numerierung der Grafiken.)

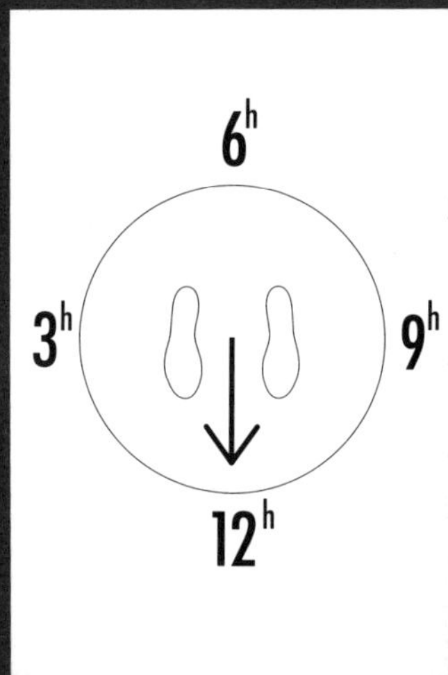

Ausgangsstellung

① Füße sind parallel, schulterbreit auseinander, beide Füße sind gleichmäßig belastet. Oberkörper aufrecht, Kinn leicht angezogen. Blick → 12^h. Arme hängen locker, Handflächen zeigen zum Körper.

② Arme nach vorn oben bis in Schulterhöhe anheben, aber nicht durchstrecken. Die Hände sind leicht nach unten abgeknickt.

③ Hände in Schulterhöhe etwas aufrichten.

④ Langsam Arme und Ellbogen senken und die Knie beugen.

Beachte: Mit dem Armheben Schultern und Ellbogen nicht hochziehen. Gesäß leicht einziehen. Das Senken der Arme muß mit dem Beugen der Knie harmonisch koordiniert werden.

Zur Lernerleichterung finden Sie bei den folgenden 23 Formen jeweils auf der Textseite ein **Foto** vor, das die **Endposition der vorhergehenden Form** (Grafik) darstellt. Es ist gleichzeitig die **Ausgangsstellung für die neue Form.** Dadurch wird ein ständiges Umblättern vermieden.

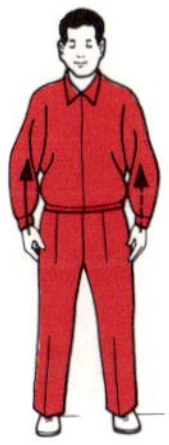

①

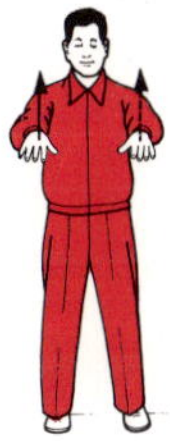

②

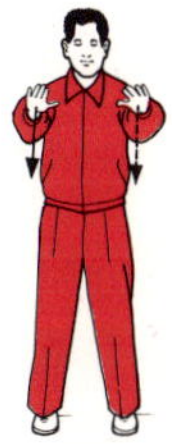

③

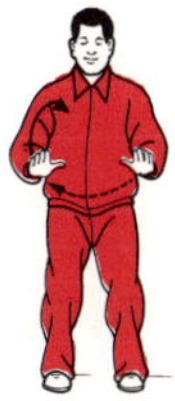

④

Die Mähne des Pferdes teilen

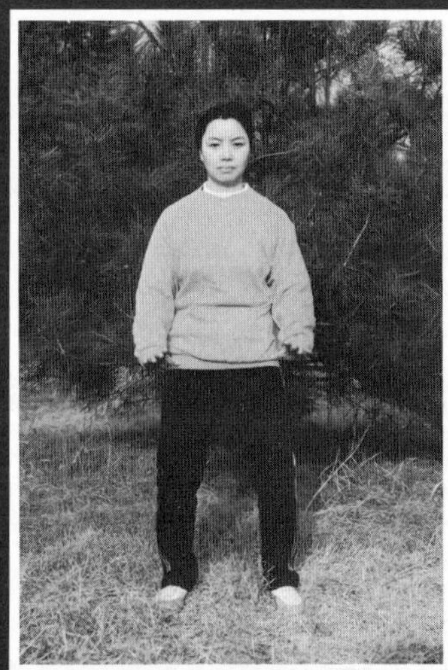

Ausgangsstellung → 12^h

⑤ Den rechten Fuß belasten, dabei den Oberkörper geringfügig in → 1^h drehen. Gleichzeitig die rechte Hand im Aufwärtsbogen bis etwa in Brusthöhe führen, während die linke Hand einen leichten Abwärtsbogen zur Körpermitte beschreibt, bis beide Handflächen zueinander zeigen und eine *Ballhalteposition* bilden (Ball nur zur gedanklichen Hilfe bei Bild 6 eingezeichnet). Zusammen mit der Rumpf-/Armbewegung wird der linke Fuß, ohne den Boden zu
⑥ berühren, an den rechten herangeführt. Blick zur rechten Hand.
⑦ Bogenschritt nach links und gleichzeitig beide Hände bogenförmig *auseinanderziehen*. Die linke Hand geht nach vorn oben, die rechte nach unten bis etwas seitlich vor die Hüfte. Blick folgt der linken Hand bis → 9^h. Rumpf etwas schräg zur
⑨ Bewegungsrichtung → 10^h.
⑩ Ansetzen zum Bogenschritt nach rechts. Gewicht ganz auf
⑪ den linken Fuß und *Ballhalteposition* nach links einnehmen.
⑫ Rumpf → 8^h. Rechter Fuß wird im Bogen beigezogen (kein Anhalten, keine Bodenberührung).
⑬ Halber Bogenschritt nach rechts, zuerst aufsetzen mit der
⑭ Ferse und Hände auseinanderziehen (wie 7–9), rechte Hand geht nach oben, linke Hand im Bogen nach unten. Blick zur rechten Hand → 9^h.
⑮ Weiter wie 10–14, nur *links* und *rechts* vertauschen. Die
↓ Teilung der Mähne innerhalb der Sequenz erfolgt insgesamt
⑲ 3mal: nach links – rechts – links.

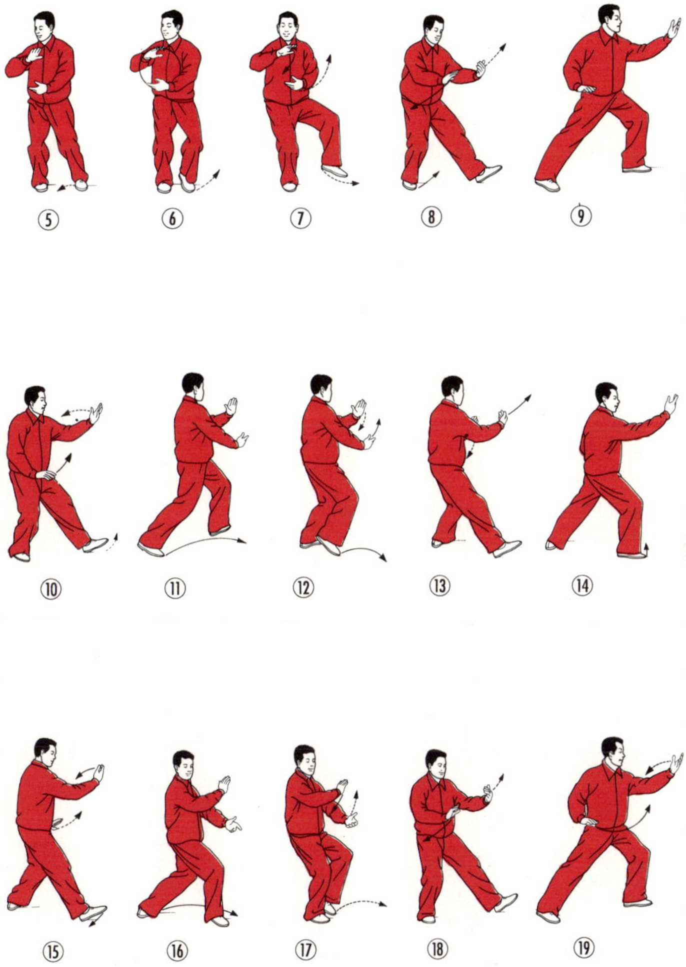
⑤
⑥
⑦
⑧
⑨
⑩
⑪
⑫
⑬
⑭
⑮
⑯
⑰
⑱
⑲

Der Kranich breitet die Flügel aus

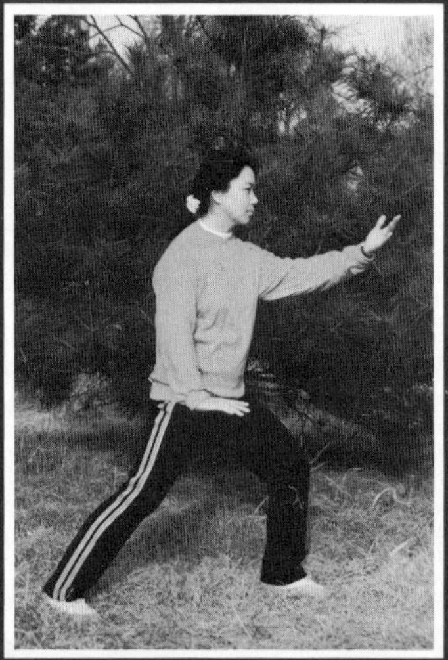

Ausgangsstellung → 9^h

⑳ Mit dem letzten Bogenschritt Rumpf etwas nach links drehen → 8^h, volle Belastung auf den linken Fuß und rechten Fuß um halbe Distanz zwischen linken und rechten Fuß an den linken heranführen. Gleichzeitig formen Hände/Arme die *Ballhalteposition* links. Rumpf → 8^h.

㉑ Ganzes Gewicht wieder auf das rechte Bein (»sich zurücksetzen«). Beim »Zurücksetzen« dreht der Rumpf automatisch leicht nach rechts → 10^h. Mit der Rumpfdrehung Arme bogenförmig auseinanderziehen – linke Hand nach links unten, rechte Hand nach oben bis schräg vor die Stirn (Handfläche zeigt zur Stirn). Blick geht mit der rechten Hand.

㉒ Gleichzeitig wird mit dem Auseinanderziehen der Hände der linke, unbelastete Fuß bei leicht gebeugtem linken Bein um ca. 4–5 cm nach vorn versetzt und berührt mit den Zehen den Boden (vgl. »Leerer Schritt«, Seite 75). In »Endposition« Blick → 9^h.

Beachte: Fließender Übergang zwischen »Endposition Mähne« und Beginn der »Kranich-Form«. Gewichtsverlagerung nach *hinten* muß mit der Aufwärtsbewegung der rechten Hand koordiniert werden. Oberkörper nicht zurücklehnen!

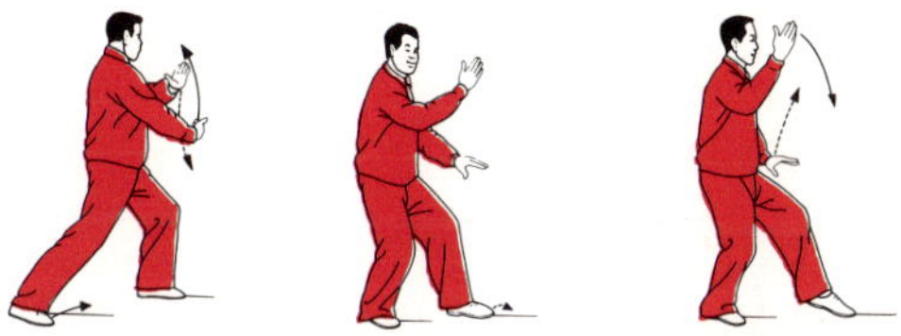

⑳ ㉑ ㉒

Das Knie schützen

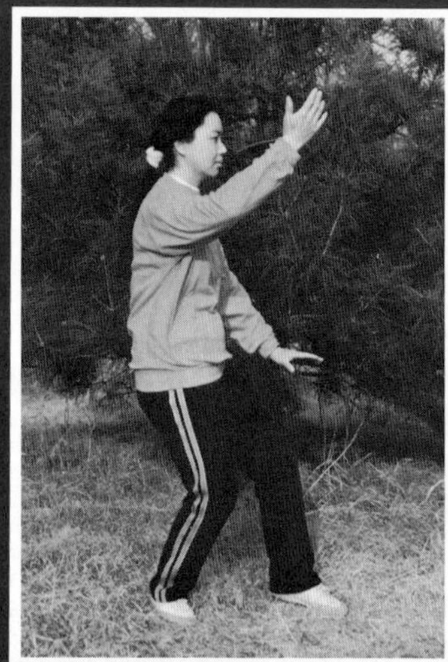

Ausgangsstellung → 9h

Vorbemerkung: Form 4 enthält zwei Abwehrmuster:

1. zu Beginn Abwehr mit Handkantenschlag rechts und links;
2. das Knie schützen und vorstoßen.

Vorstellungshilfe für das erste Abwehrmuster: Ein Angreifer schlägt nacheinander eine linke und eine rechte Gerade in Kinnhöhe zum Körper. Beide Schläge werden nacheinander erst mit der rechten, dann mit der linken Handinnenkante abgewehrt, wobei die Handflächen beim Schlag zum Körper zeigen.

㉓ Mit Rumpfdrehung → 8h »schlägt« zuerst die rechte Hand
㉔ einen Abwärtsbogen nach links unten, dann die linke Hand
㉕ mit Rumpfdrehung → 11h im Auswärtsbogen von unten kommend nach rechts, bis sich der Unterarm quer vor dem Rumpf befindet. Gleichzeitig erreicht der gerundete rechte Arm weiterrotierend mit der Hand Augenhöhe ㉕ (Blick zur rechten Hand). Mit Beginn der »Handkantenschläge« wird der linke Fuß ohne Bodenberührung an den rechten herangezogen.

㉖ Halber Bogenschritt nach links mit Rumpfdrehung → 9h. Simultan die rechte Hand erst Richtung rechtes Ohr, dann im Bogen
㉗ am Ohr vorbei nach vorn stoßen. Linke Hand im Bogen nach links unten bis seitlich zur linken Hüfte führen. Finger der rechten Hand in Augenhöhe.

㉘ ↓ ㊲ **Weiterer Verlauf** siehe »Hinführende Übungen«, Seite 85. Der Teil »Knie schützen« erfolgt insgesamt 3mal: nach links – rechts – links.

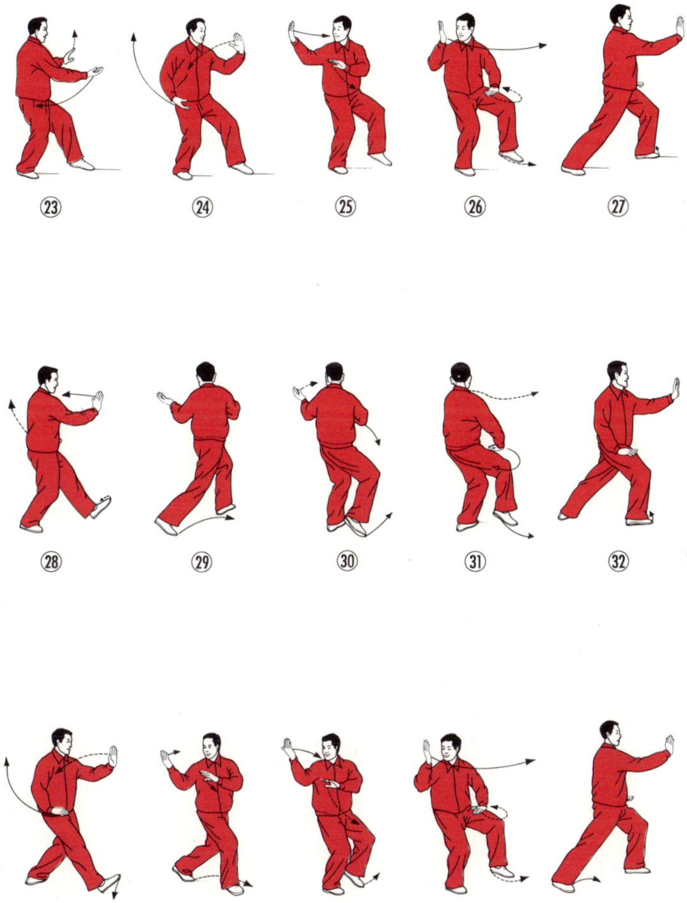

23
24
25
26
27
28
29
30
31
32
33
34
35
36
37

Die Pipa spielen)*

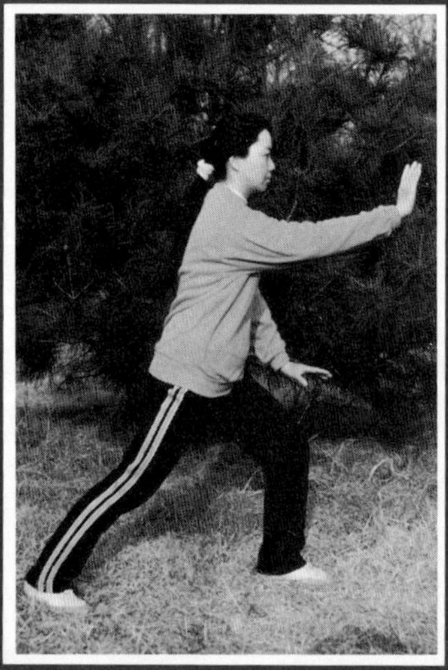

Ausgangsstellung → 9h

(38) Es erfolgt zunächst die gleiche Schrittfolge wie bei Form 3: Mit dem letzten Bogenschritt Rumpf etwas nach links drehen → 8h, volles Gewicht auf den linken Fuß übertragen und rechten Fuß um halbe Distanz zwischen linkem und rechtem Fuß an den linken heranführen.

(39) (40) Ganze Belastung wieder zurück auf das rechte Bein. Beim »Zurücksetzen« dreht der Rumpf automatisch leicht nach rechts → 10h. Zusammen mit dem nachgezogenen Schritt linken Arm leicht abgewinkelt im Bogen nach vorn oben bis in Augenhöhe führen (Handfläche zeigt nach rechts). Die rechte Hand wird mit der Rumpfdrehung nach rechts mit zurückbewegt bis auf Höhe des linken Ellbogens. Rechte Handfläche zeigt zum linken Ellbogen. Mit den Armbewegungen linken Fuß anheben und nach vorn nur mit der Ferse aufsetzen (vgl. »Der leere Schritt«, Seite 75). Blick → 9h.

Beachte: Die Gewichtsverlagerung »Zurücksetzen« muß mit dem Heben der linken Hand weich koordiniert werden.

*) Die Pipa ist ein chinesisches Musikinstrument.

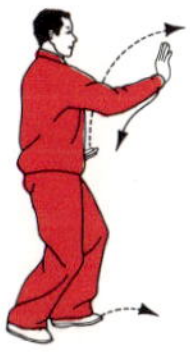

38

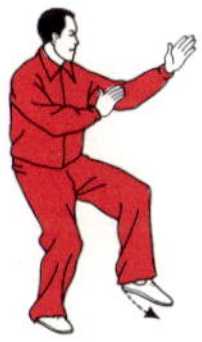

39

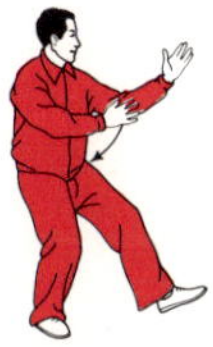

40

Den Affen abwehren

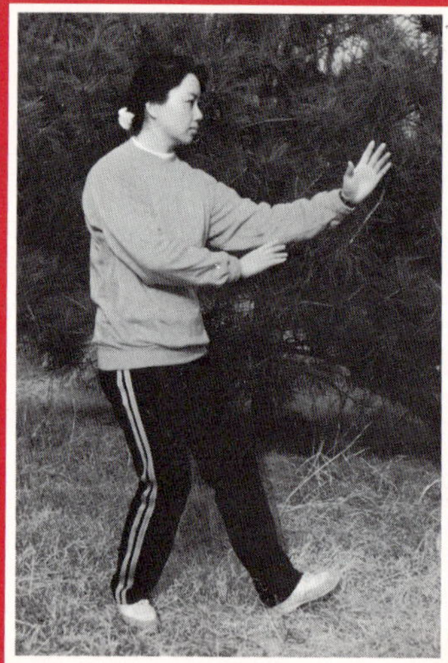

Ausgangsstellung → 9h

Anmerkung: Der besseren Vorstellung wegen wurde nur bei dieser Form die Bildfolge umgedreht. Die Bewegungsrichtung geht – vom Betrachter aus gesehen – nach links.

(41) Rumpf nach rechts drehen → 10–11h.

(42) Gleichzeitig rechte Hand bogenförmig an der rechten Hüfte vorbei aufwärts in Schulterhöhe führen. Beide Handflächen zeigen nach oben. Ferse des linken Fußes anheben. Beide Arme *runden.*

(43) ↓ (53) Zur weiteren Abfolge der Form siehe »Hinführende Übungen«, Seite 87.

»Den Affen abwehren« innerhalb der Sequenz erfolgt insgesamt 4mal: Nach rechts – links – rechts – links.

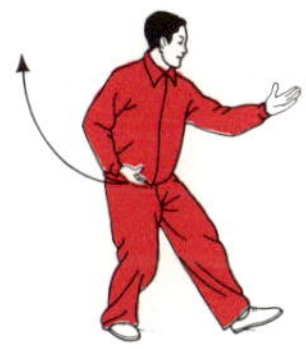
41

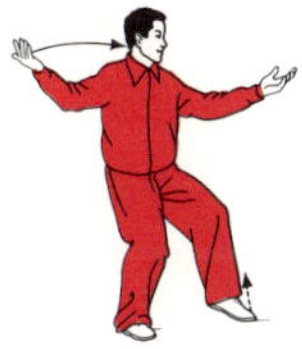
42

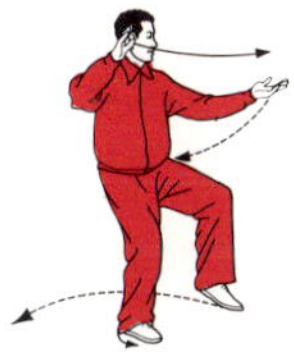
43

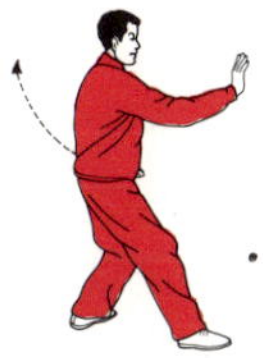
44

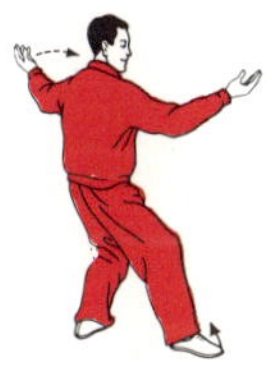
45

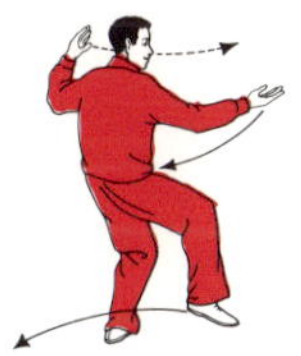
46

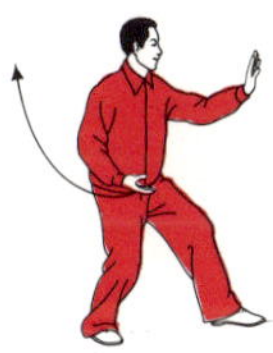
47

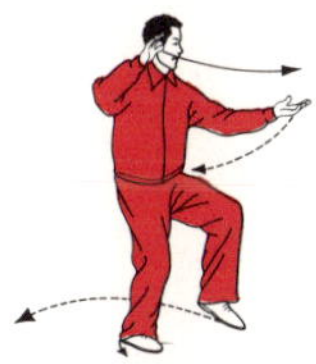
48

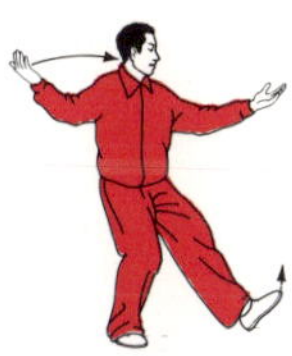
49

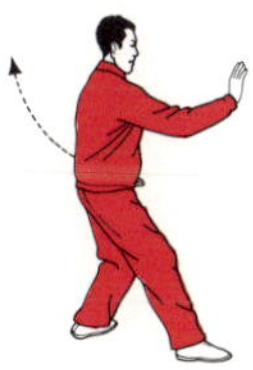
50

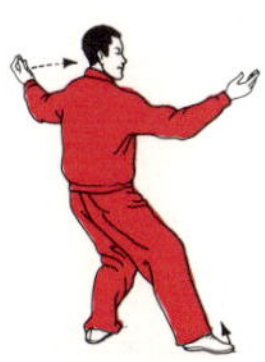
51

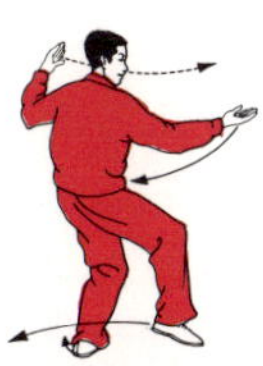
52

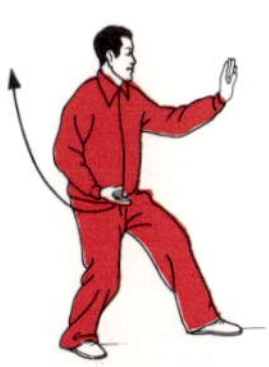
53

Den Vogel beim Schwanz fassen – links und rechts

Die Formen 7 und 8 bestehen aus je vier identischen Teilformen, die einmal nach links, das andere Mal nach rechts ausgeführt werden:

1. peng – Abwehr nach vorn-oben
Bildfolge (56)–(58) bzw. (70)–(72)

2. *lü* – Zurückweichen und ziehen
Bildfolge (58)–(60) bzw. (72)–(74)

3. *ji* – Nach vorn drücken
Bildfolge (76)–(78) bzw. (74)–(76)

4. *an* – Stoßen
Bildfolge (63)–(66) bzw. (76)–(80)

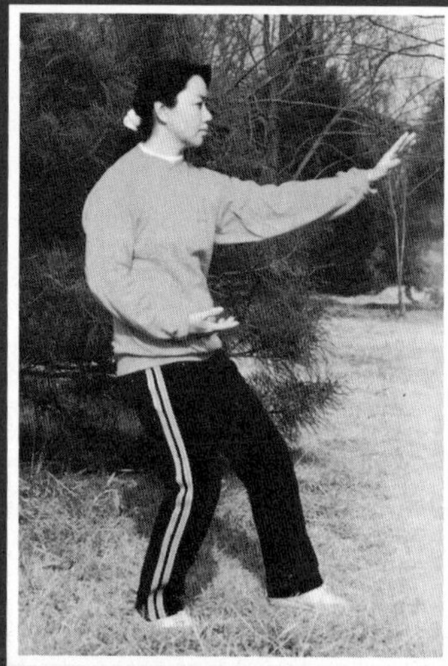

Ausgangsstellung Form 7 → 9h

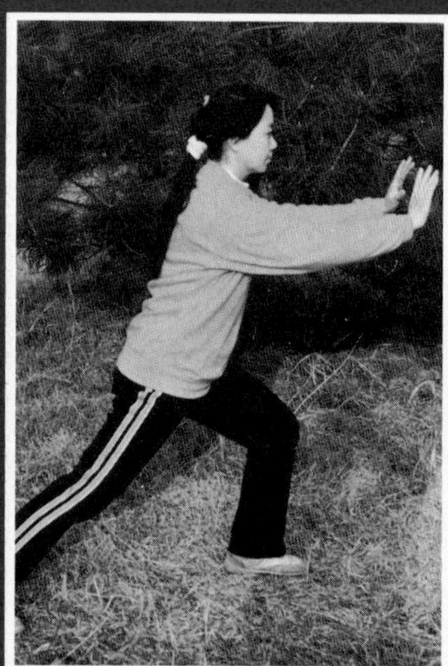

Ausgangsstellung Form 8 → 9h

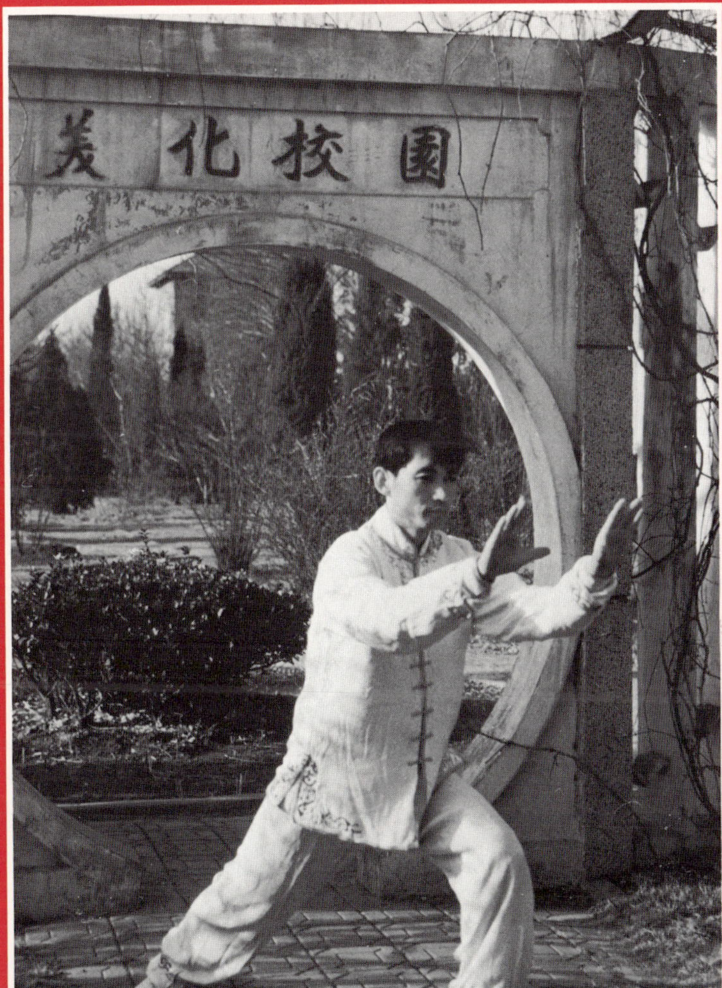
美化校園

Den Vogel beim Schwanz fassen – links

Ausgangsstellung (Abb. Seite 108 oben): Rechten Fuß belasten, linker Fuß hat Bodenberührung mit den Zehen. Rumpf-
(54) drehung nach rechts → 11^h. Rechte Hand/Arm bogenförmig
↓ schräg nach hinten oben, dann nach vorn vor die Brust führen
(56) (55), während die linke Hand im Bogen nach unten zieht und dann zusammen mit der rechten Hand die *Ballhalteposition* einnimmt (56). Gleichzeitig wird der linke Fuß zum rechten herangezogen, ohne den Boden zu berühren.
Position (56) ist die Ausgangsstellung für die erste Teilform.

1. *peng*
(57) Mit Bogenschritt nach links zieht die rechte Hand wie bei Form 2
↓ *(Mähne)* im Bogen nach unten bis in Hüfthöhe, während der
(58) linke Unterarm – anders als bei Form 2 – *im rechten Winkel* zur Bewegungsrichtung 9^h – harmonisch koordiniert mit der Rumpfbewegung und Gewichtsverlagerung nach vorn – bogenförmig nach vorn oben bis in Brusthöhe geführt wird.
Position (58) ist die Ausgangsstellung für die zweite Teilform.

2. *lü*
(58) Mit einer leichten Rumpfdrehung nach links → 8^h (nicht im Bild)
↓ beginnt *lü*. Zusammen mit der Rumpfbewegung nach links dre-
(59) hen die Hände zueinander, wobei die rechte Hand zur linken herangeführt wird. Beide Hände *ziehen* nun bei gleichzeitiger Gewichtsverlagerung auf das rechte Bein und Rumpfdrehung → $10–11^h$ im Bogen nach unten zur rechten Hüfte.
Position (59) ist die Ausgangsstellung für die dritte Teilform.

3. *ji*
(59) Nach einer kleinen Ausholbewegung wird die rechte Hand auf
↓ die linke zugeführt, beide Handriste werden aufeinandergelegt
(62) und nach vorn *gedrückt*. Die Arme bleiben gerundet, nicht durchstrecken. Mit dem *Vordrücken* wird auch das Gewicht wieder auf das linke Bein verlagert.
Position (62) ist die Ausgangsstellung für die vierte Teilform.

4. *an*
(62) Am Ende von *ji* drehen die Hände so, daß sie gekreuzt überein-
↓ anderliegen und die Handflächen zum Bogen zeigen, linke
(63) Hand unten.

bitte umblättern

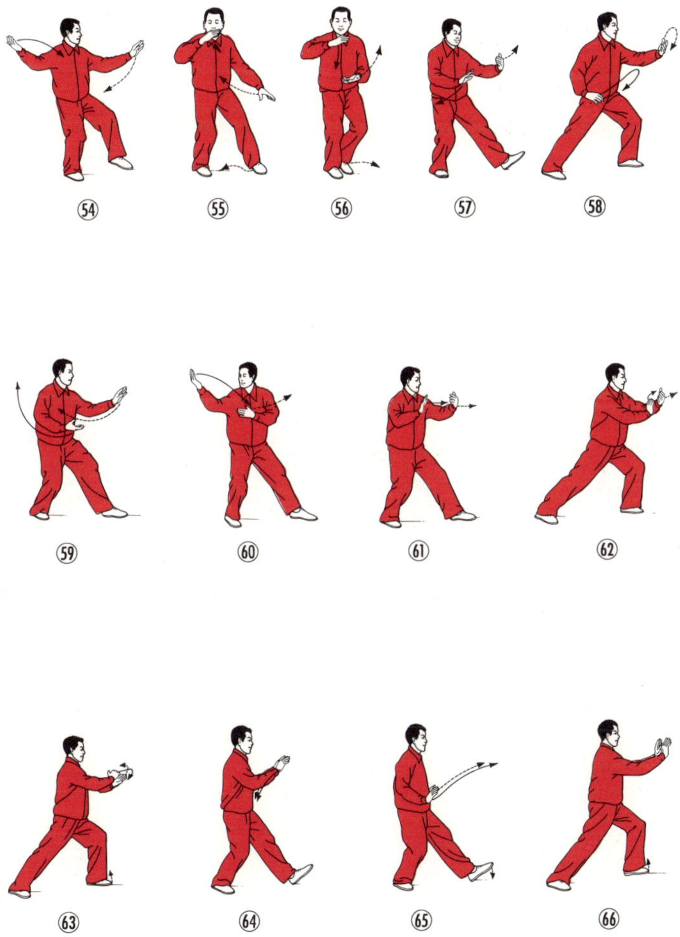
54
55
56
57
58
59
60
61
62
63
64
65
66

64 ↓ 66 Mit der Gewichtsverlagerung auf das rechte hintere Bein – die Fußspitzen des linken Fußes leicht anheben – werden die gekreuzten Hände auseinandergeführt und mit Senken der Ellbogen an den Körper herangezogen, um dann in sanftem Aufwärtsbogen und mit gleichzeitiger Gewichtsverlagerung nach vorn *gestoßen* zu werden. In der Endposition (66) Arme nicht völlig durchstrecken.

Beachte: Sämtliche Teilformen gehen bei der Ausführung fließend ineinander über.

Den Vogel beim Schwanz fassen – rechts

Ausgangsstellung (Abb. Seite 108 unten): Bogenschrittstellung links. Linker Fuß Belastung ca. 70%, rechter Fuß ca. 30%.

67 Belastungswechsel. Gewicht auf das rechte Bein; linken Fuß auf der Ferse um 90–120° nach innen drehen.

68 Gleichzeitig Hände bei locker gehaltenen und leicht gerundeten Armen zusammen mit dem Oberkörper nach rechts führen.

69 ↓ 70 Arme langsam abwinkeln – rechte Hand beschreibt einen Abwärtsbogen – und *Ballhalteposition* vor der rechten Körperhälfte einnehmen. Mit der Formung der Ballhalteposition den rechten Fuß an den linken heranziehen, ohne daß die Zehen den Boden berühren.

Position 70 ist die Ausgangsstellung für die erste Teilform peng.

71 ↓ 80 Es folgt gleicher Bewegungsablauf wie 56–66 bei Form 7, nur werden *rechts* und *links* vertauscht.

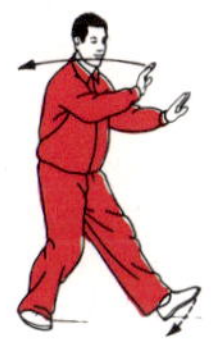
(67)

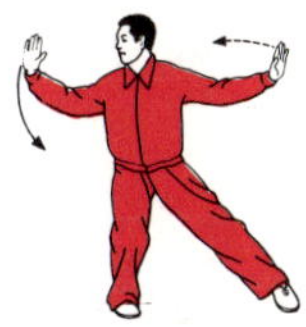
(68)

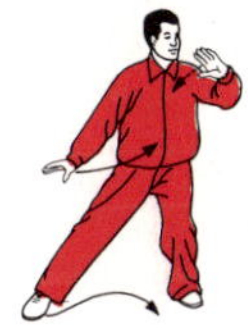
(69)

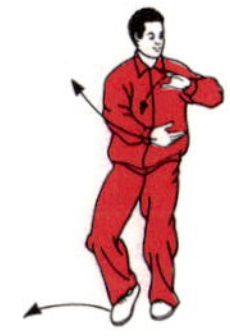
(70)

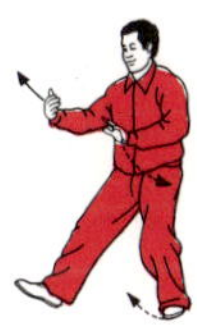
(71)

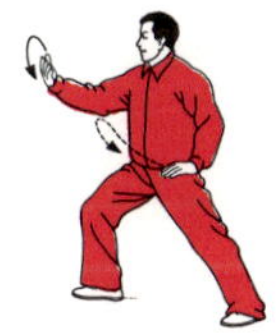
(72)

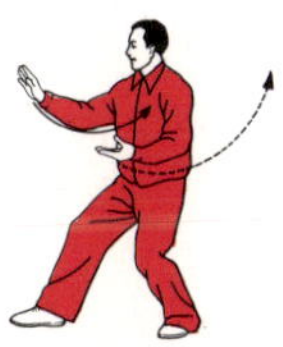
(73)

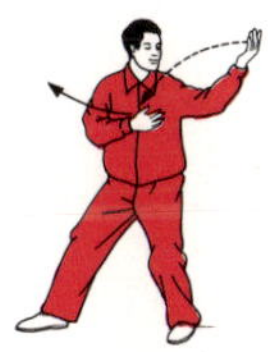
(74)

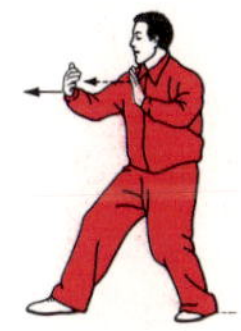
(75)

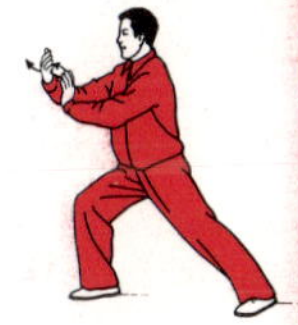
(76)

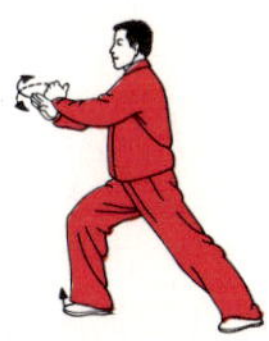
(77)

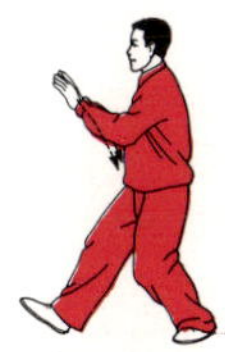
(78)

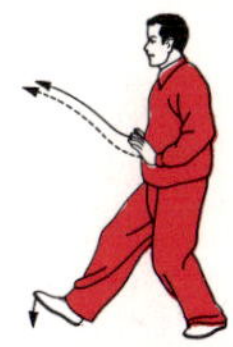
(79)

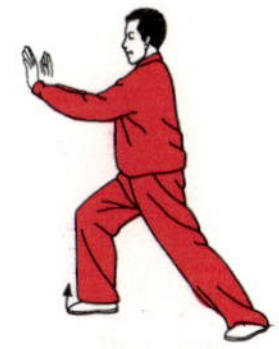
(80)

Die einfache Peitsche

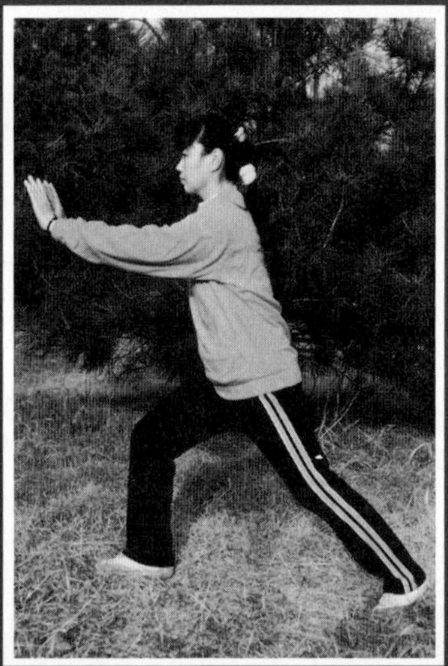

Ausgangsstellung → 3h

⑧1 ↓ ⑧2 Gewichtsverlagerung zurück auf das linke Bein. Mit Rumpfdrehung nach links bis ca. → 11h rechten Fuß etwa 100–110° auf der Ferse nach innen drehen. Gleichzeitig beschreibt die rechte Hand einen Abwärts- (⑧1), dann einen Aufwärtsbogen (⑧2). Der Abwärtsbogen wird mit dem Eindrehen des Fußes koordiniert. Gegengleich mit dem Aufwärtsbogen der rechten Hand zieht die linke Hand einen Kreisbogen abwärts.

⑧3 ↓ ⑧4 Zusammen mit dem Aufwärtsbogen der rechten Hand (Rumpf → 11h, ⑧2) wird das Gewicht wieder auf das rechte Bein verlagert und der linke Fuß an den rechten herangeführt. Die rechte Hand (Handfläche zum Körper) zieht in Augenhöhe am Gesicht vorbei, dreht nach außen und bildet eine Hakenhand (s. Seite 68), wobei der rechte Arm im Winkel von ca. 120° zur Bewegungsrichtung 9h gestreckt wird.

⑧4 ↓ ⑧6 In Koordination mit dem Bogenschritt nach links dreht der Rumpf → 10h und führt den gerundeten linken Arm mit. Mit der Belastung des linken Fußes und dem *Vorschieben* des Rumpfes wird die linke Hand nach außen → 9h gedreht.

Beachte: Der rechte Arm mit der Hakenhand wird nicht völlig durchgestreckt. Die Hakenhand überragt leicht Schulterhöhe. Der linke Arm wird nicht *vorgestoßen*, sondern *schiebt* sich mit dem Rumpf → 9h. Rumpf in Endposition → 10h.

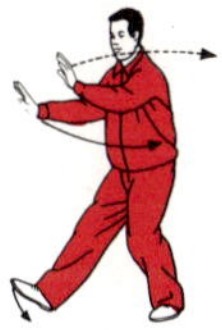
81

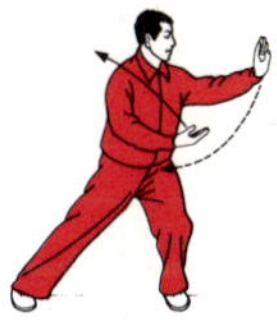
82

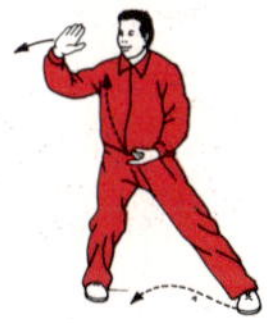
83

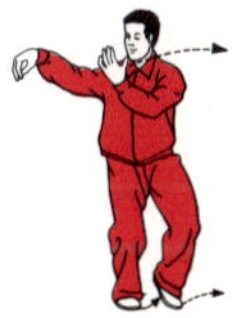
84

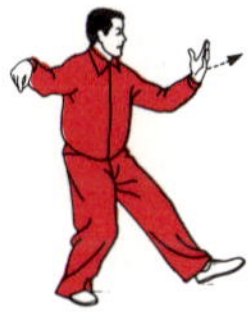
85

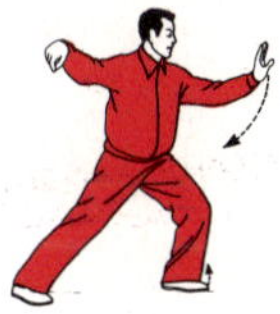
86

Die Hände wie Wolken bewegen

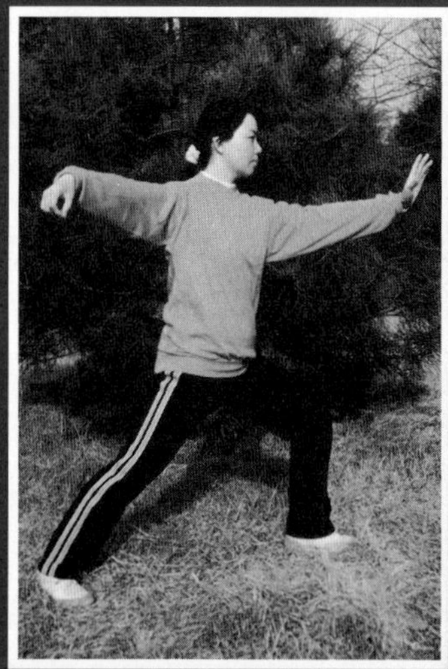

Ausgangsstellung $\rightarrow 9^{h}$

87 ↓ 88 Gewichtsverlagerung zurück auf das rechte Bein. Den linken Fuß zusammen mit einer Rumpfdrehung $\rightarrow 1^{h}$ um 90° auf der Ferse nach innen drehen. Gleichzeitig den linken Arm im Kreisbogen nach rechts unten, dann nach oben in Augenhöhe führen und die Hakenhand öffnen.

89 ↓ 101 Die weitere Bewegungsfolge siehe »Hinführende Übungen« (Seite 89, 5–10).
Die linke Hand passiert insgesamt 3mal das Gesicht in Augenhöhe.

Beachte: Der Blick geht jeweils mit der in Augenhöhe vorüberziehenden Hand. Rumpfdrehungen nicht vergessen!

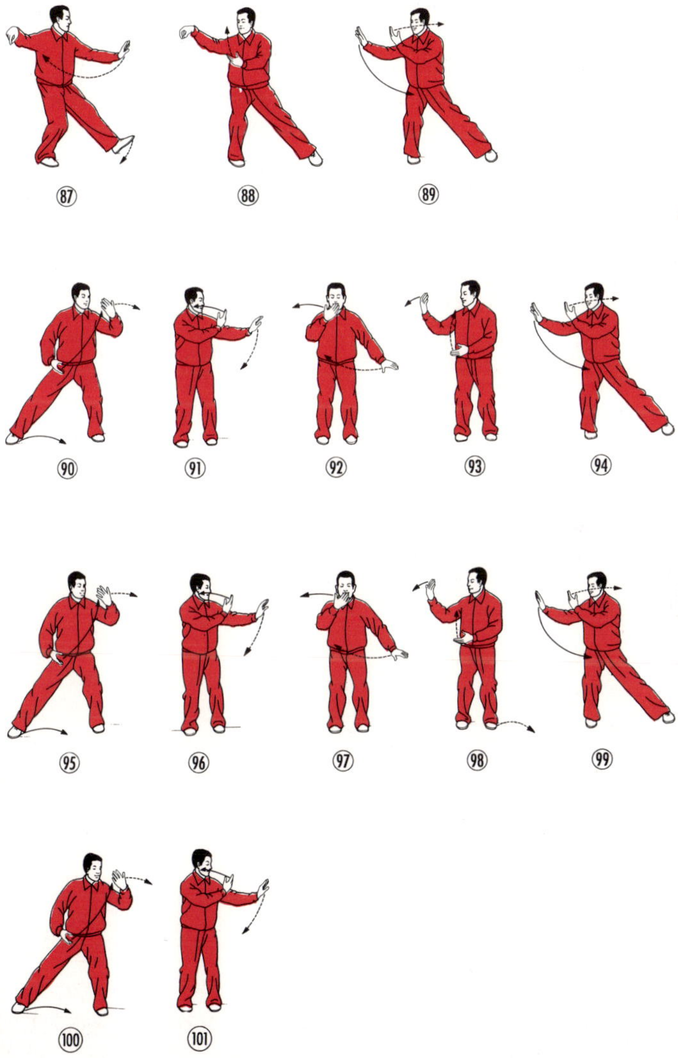
87
88
89
90
91
92
93
94
95
96
97
98
99
100
101

Die einfache Peitsche

(102) Mit der Gewichtsverlage-
(103) rung auf das rechte Bein
wird die rechte Hand vor
dem Gesicht in Augen-
höhe bei gleichzeitiger
Rumpfdrehung → 1h nach
rechts geführt. Simultan
bewegt sich die linke
Hand im Kreisbogen nach
links.
(104) Hakenhandbildung und
Ansatz zum Bogenschritt
nach links wie bei Form 9.
(105) Es folgt der gleiche Be-
(106) wegungsablauf wie bei
Form 9, (84)–(86).

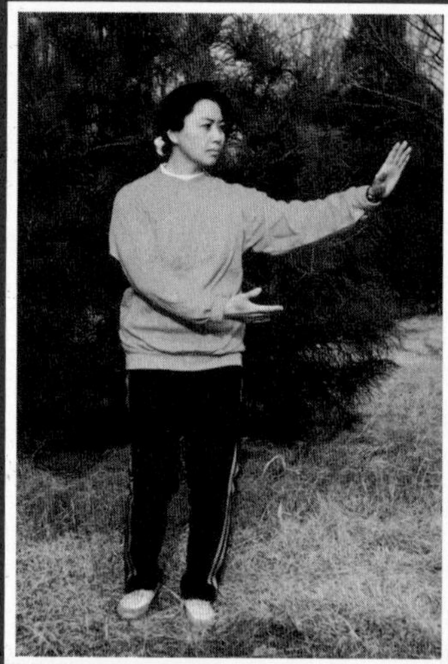

Ausgangsstellung → 12h

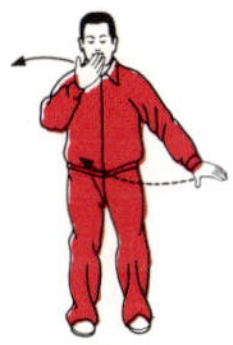

102

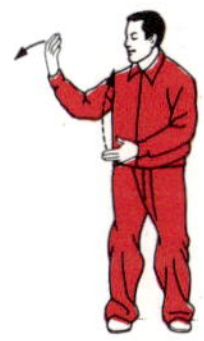

103

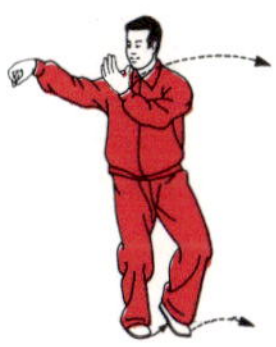

104

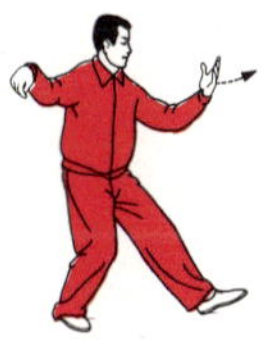

105

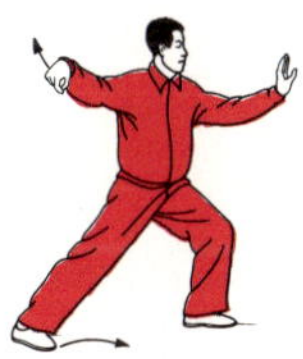

106

Das Pferd am Hals tätscheln

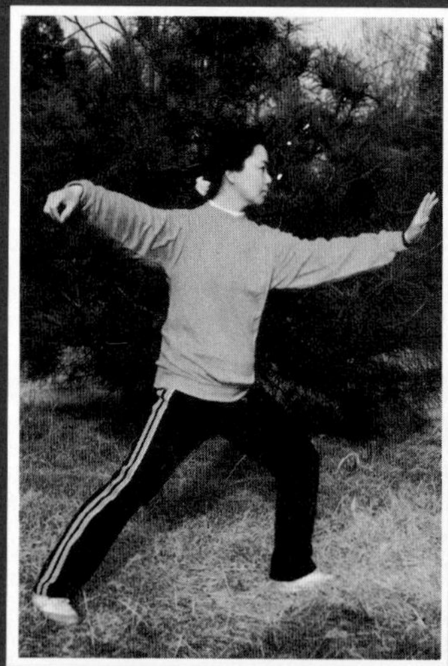
Ausgangsstellung → 9^h

Ganzes Gewicht auf das linke Bein.

(107) Rechten Fuß um die halbe Distanz zum linken Fuß setzen. Hakenhand öffnen und beide Handflächen zueinander drehen. Gewicht auf das rechte Bein verlagern. Rumpf und Blick → 11^h. Gleichzeitig linke Ferse anheben, Zehen bleiben am Boden.

(108) Rumpf → 9^h drehen, rechte Hand am Ohr vorbei nach vorn führen, während die linke Hand – wie bei der Form »Den Affen abwehren« – bis vor die Hüfte zurückgenommen wird. Mit den gegenläufigen Armbewegungen wird das linke Bein um 2–3 cm vorgestreckt (nicht durchstrecken!) und berührt nur mit den Zehen den Boden *(Leerer Schritt)*. Blick über die rechte Hand → 9^h.

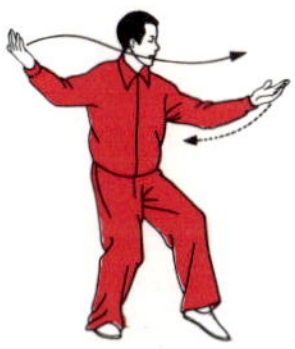

107

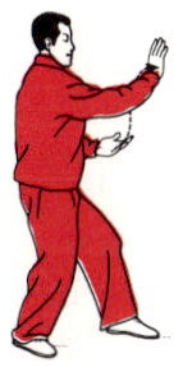

108

Stoß mit der rechten Ferse

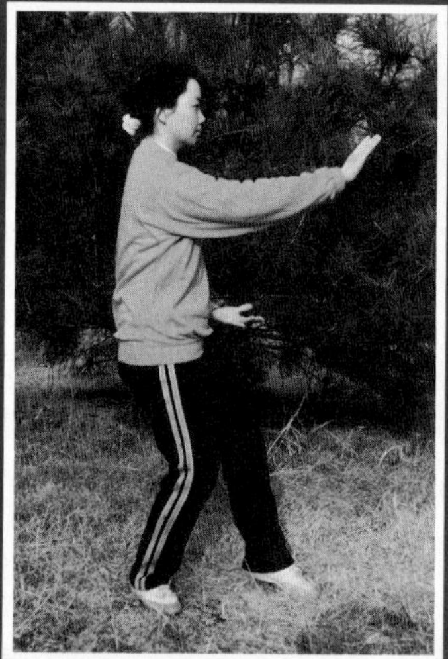

Ausgangsstellung → 9h

(109) ↓ (111) Rumpf → 8h drehen, dabei kreuzt die linke Hand mit der Handfläche nach oben die rechte über dem Handgelenk; gleichzeitig linken Fuß anheben und im Winkel von ca. 30° zur Bewegungsrichtung 9h nach links mit der Ferse zuerst aufsetzen. Hände trennen und kreisbogenförmig nach unten führen, als wolle man einen großen Ball umstreichen.

(112) Bei fortgeführtem Kreisbogen kreuzen sich in Brusthöhe die Hände erneut an den Handgelenken. Rechte Hand außen; *beide Handflächen zeigen zum Körper.* Gleichzeitig rechten Fuß ohne Bodenberührung zum linken heranziehen.

(113) ↓ (114) Hände trennen, beide Arme in Schulterhöhe zur Seite strecken und die Handflächen nach außen drehen. Simultan dazu rechtes Knie hochziehen und koordiniert mit der Armstreckung rechten Fuß → 10h zum *Fersenkick* nach oben heben, dabei die Zehen anziehen. Blick zur rechten Hand. Rechten Arm parallel zum rechten Bein.

Beachte: Die *Kickbewegung* und das Auseinanderführen der Hände/Arme erfolgen gleichzeitig. Beide Beine bilden in Position 114 einen Winkel von ca. 60°. Rücklage vermeiden!

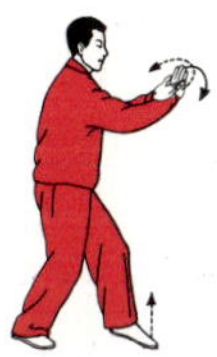
109

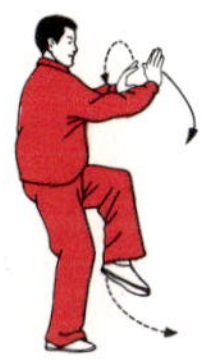
110

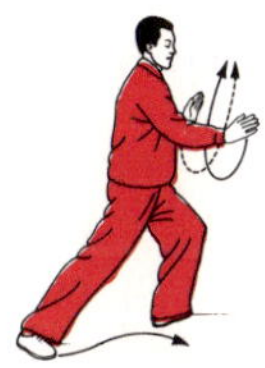
111

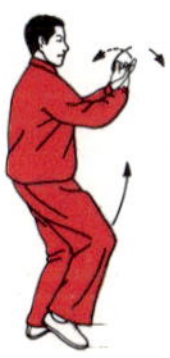
112

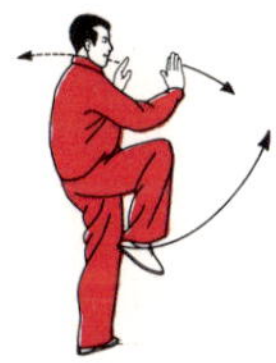
113

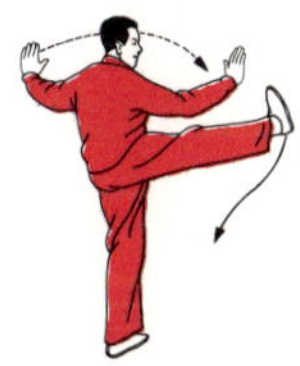
114

Mit beiden Fäusten die Ohren des Gegners treffen

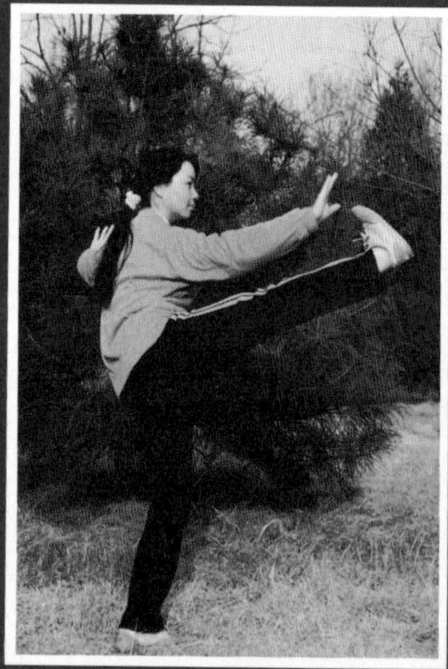

Ausgangsstellung → 10ʰ

115 Rechtes Bein in Hüfthöhe abwinkeln, gleichzeitig den linken Arm zum rechten parallel beiführen und beide Handflächen nach oben drehen.

116 Die Hände zu beiden Seiten des rechten angehobenen Knies im Bogen nach unten bis in Hüfthöhe ziehen.

117 Sanft das linke Bein beugen und den rechten Fuß nach vorn → 10ʰ–11ʰ aufsetzen, dabei die Hände *herablassen* und Fäuste bilden.

118 Gleich einer Zangenbewegung Fäuste mit Auswärtsdrehung der Arme nach seitlich vorne oben führen. Die Bewegung endet in Augenhöhe, wobei die Fäuste etwa Kopfbreite auseinander bleiben. Beide Faustrücken zeigen zum Körper. Mit dem Anheben der Fäuste das rechte Bein belasten.

Beachte: Kopf aufrecht halten. Schultern und Ellbogen entspannt hängen lassen; Arme gerundet. Fäuste locker geballt. Keinen Rundrücken bilden! Blick in Endposition → 10ʰ–11ʰ.

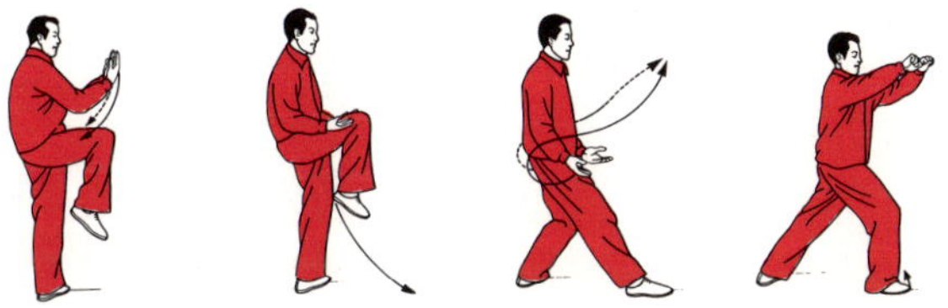

115 116 117 118

Drehen und Stoß mit der linken Ferse

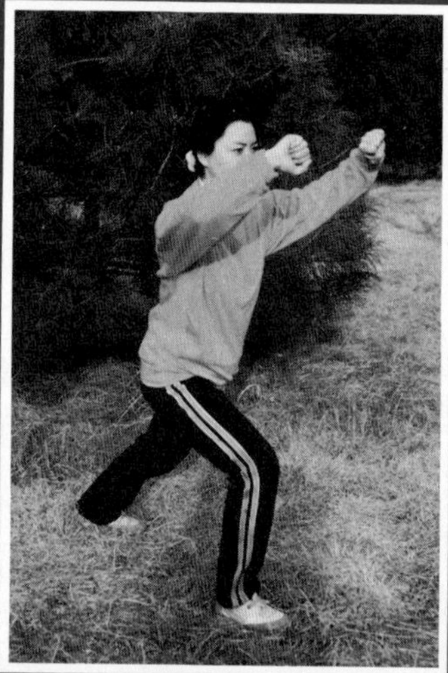
Ausgangsstellung → 10–11h

(119) ↓ (120) Gewicht auf das linke Bein verlagern. Mit Rumpfdrehung nach links →7–8h rechten Fuß auf der Ferse um ca. 90° nach innen drehen. Arme und Fäuste bleiben zunächst in der nach vorn oben gehaltenen Position (s. Abb. »Ausgangsstellung«) und folgen der Rumpfdrehung.

(120) ↓ (121) Gewichtsverlagerung auf das rechte Bein und Öffnen der Fäuste.

(122) ↓ (124) Der weitere Bewegungsablauf ist mit dem in Form 13 ((112)–(114)) identisch, nur *links* und *rechts* werden vertauscht. Mit Strecken des linken Beines dreht der Rumpf → 5–6h. In Endposition Blick zur linken Hand.

Beachte: Alle Bewegungsteile gehen *fließend* ineinander über. *Endposition* bedeutet nicht, daß der Bewegungsfluß angehalten wird. Beim Überkreuzen der Hände befindet sich die linke Hand *außen*.

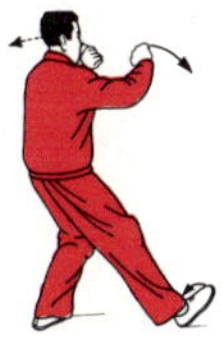

119

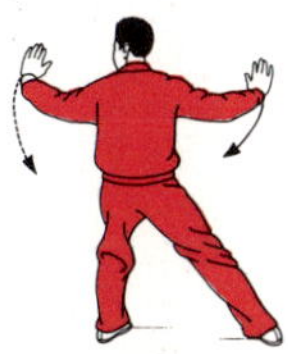

120

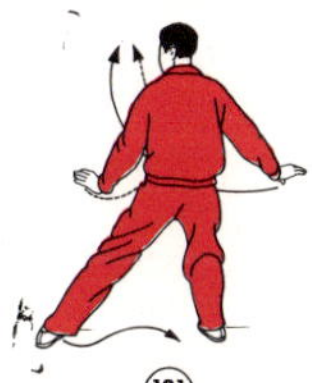

121

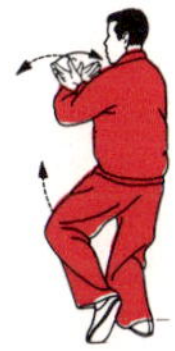

122

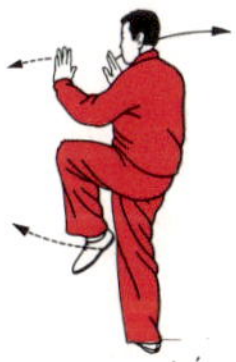

123

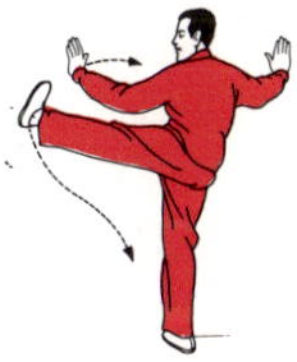

124

Die gehockte Peitsche (links)

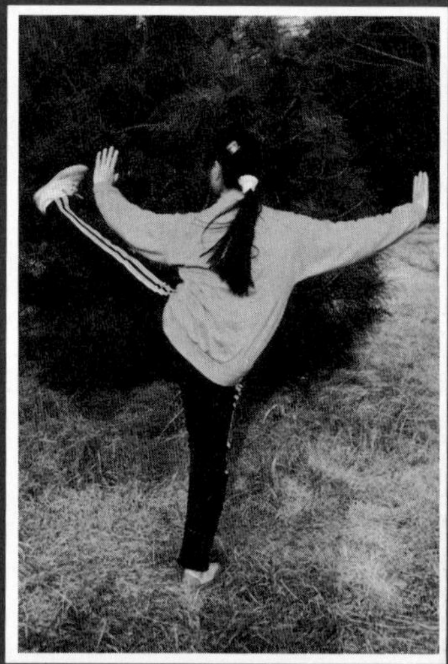

Ausgangsstellung → 5^h

Vorbemerkung: Die Formen 16 und 17 bestehen aus je zwei Teilen, die der Einfachheit halber unter *einem* Namen zusammengefaßt sind:

1. Die gehockte Peitsche, links bzw. rechts (auch: *Niederstoßen*), und

2. Auf einem Bein stehen, links bzw. rechts (auch: *Hahn steht auf einem Bein*).

(125) ↓ (126) Linkes Bein abwinkeln und Rumpf nach rechts → 6–7^h drehen. Die rechte Hand formt sich zur *Hakenhand*, während die linke Hand in leichtem Bogen nach rechts vor die Brust geführt wird; Handfläche zeigt zum Körper. Blick zur Hakenhand.

(127) ↓ (128) Rechtes Bein beugen, tiefgehen; linken Fuß seitwärts aufsetzen – um eine Fußlänge nach hinten versetzt – und am Boden entlang → 2^h *schieben* (s. Details *Gleitschritt*, Seite 76). Die linke Hand wird mit nach unten geführt, Handfläche zum Körper, Finger zeigen → 9^h. Während der linke Fuß seitwärts *schiebt*, wird die linke Hand um 180° gewendet, Finger zeigen → 3^h. Noch während des Schiebens linken Fuß → 2–3^h drehen (128).

(129) ↓ (131) Fließend wird das ganze Körpergewicht auf das linke Bein verlagert, das rechte nachgezogen und das Knie angehoben (131). Während die linke Hand nach unten vor die Hüfte gesenkt wird, wird die im tiefen Bogen nachgezogene, verdrehte Hakenhand (Finger zeigen nach oben, (129)) geöffnet und nach vorn oben gebracht. Handkante zeigt → 3^h.

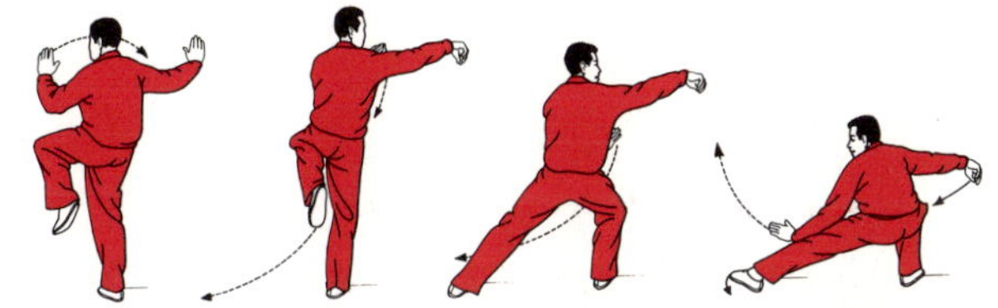

125 126 127 128

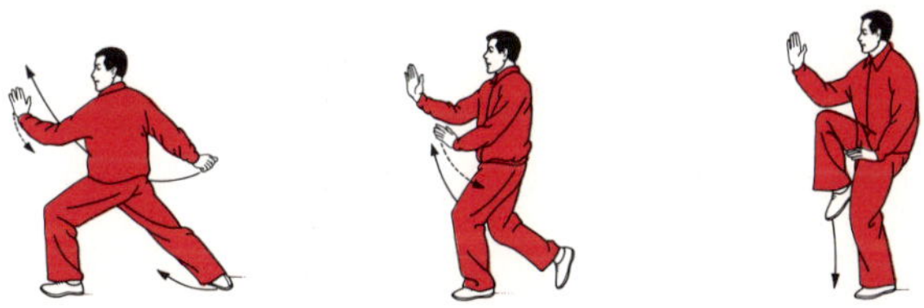

129 130 131

Die gehockte Peitsche (rechts)

(132) ↓ (133)

Rechtes Bein senken, Zehen des rechten Fußes → 1ʰ vor dem linken Fuß aufsetzen (nicht die ganze Sohle). Gleichzeitig Rumpf nach links drehen → 12ʰ. Dabei wird der linke Arm seitwärts in Schulterhöhe gehoben (Arm zeigt → 10–11ʰ) und die *Hakenhand* gebildet; der rechte Arm wird im Bogen vor die linke Schulter geführt ((133)), Handfläche zum Körper. Blick → Hakenhand.

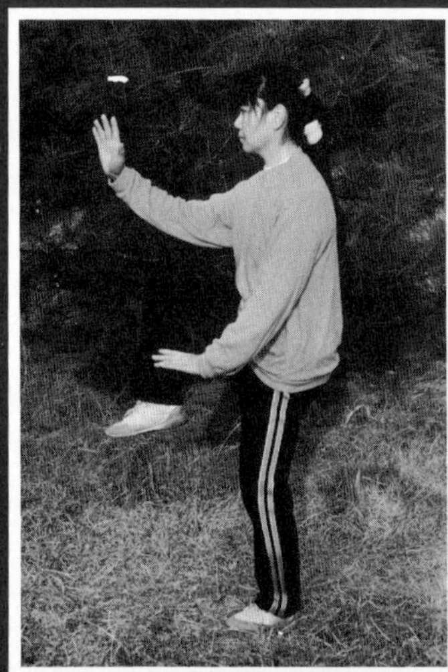

Ausgangsstellung → 3ʰ

(134) ↓ (138)

Diese Bewegungsfolge ist mit der von (127)–(131) identisch, nur links und rechts werden vertauscht. In Endposition Rumpf und Blick → 3ʰ.

Beachte: Das Tiefgehen, Gleiten und Hochgehen muß harmonisch mit den Arm-/Handbewegungen koordiniert werden. Rechte und linke Hand müssen gleichzeitig ihre Endposition einnehmen ((138)).

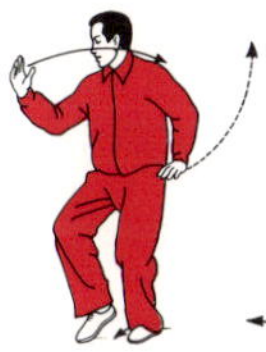

(132)

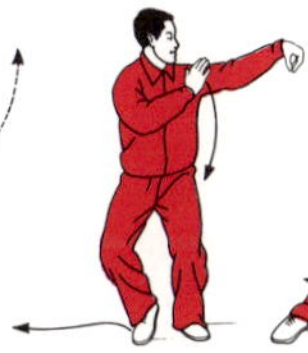

(133)

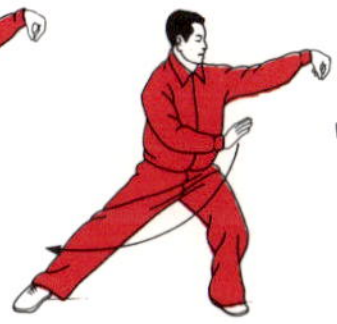

(134)

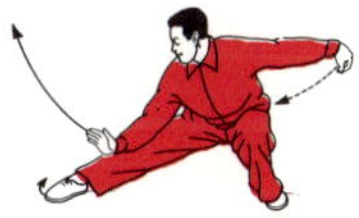

(135)

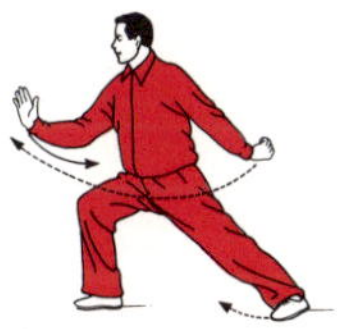

(136)

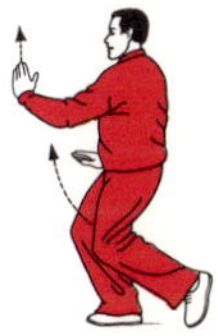

(137)

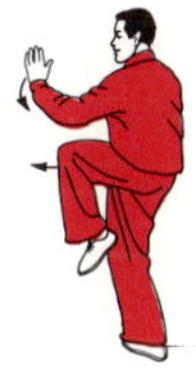

(138)

Am Webstuhl arbeiten (links und rechts)

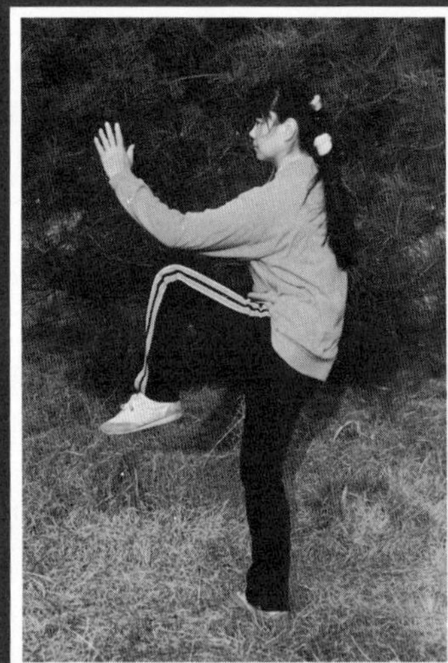

Ausgangsstellung → 3^h

(139) ↓ (140) Rumpf → $1–2^h$ drehen und linken Fuß im Winkel von 45° zur Bewegungsrichtung 3^h bogenschrittartig nach links aufsetzen. Gleichzeitig bilden Hände *Ballhalteposition* vor der rechten Brust, rechte Hand unten.

(141) Rechten Fuß an den linken beiholen (keine Bodenberührung). *Ausgangsstellung für die Form nach rechts.*

(142) ↓ (144) Mit Bogenschritt nach rechts (rechter Fuß setzt im Winkel von ca. 30° zur Bewegungsrichtung 3^h auf) dreht auch der Rumpf nach rechts. Gleichzeitig rechten Unterarm im Bogen nach oben über Kopfhöhe führen und die Hand nach außen drehen (Handrücken schräg vor der Stirn). Mit der Aufwärtsbewegung des rechten Unterarms und der Gewichtsverlagerung auf das rechte Bein wird die linke Hand vor der linken Brust nach vorn oben in Augenhöhe *vorgestoßen*. Blick zur linken Hand.

(144) Gewichtsverlagerung zurück auf das linke Bein, dabei den entlasteten rechten Fuß an den Zehen etwas anheben. Ellbogen leicht sinken lassen, Arme entspannen.

(145) Gewicht wieder voll auf den rechten Fuß, den linken beiziehen und *Ballhalteposition* vor der rechten Brust einnehmen, rechte Hand oben, Rumpf → 4^h.

(146) ↓ (149) Mit Bogenschritt nach links (linker Fuß setzt im Winkel von ca. 30° → 3^h auf) beginnt die gleiche Bewegungsfolge wie (141)–(144), nur links und rechts werden vertauscht. Blick → 2^h in Endposition.

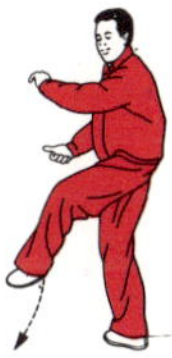

139

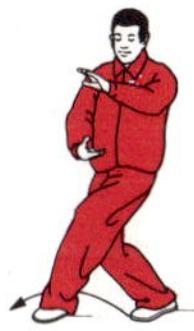

140

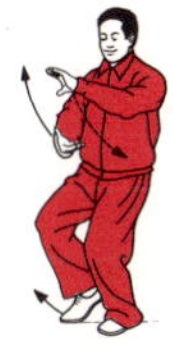

141

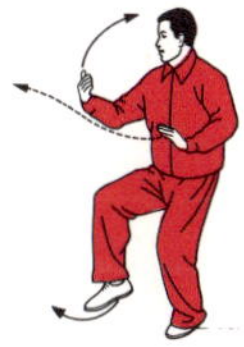

142

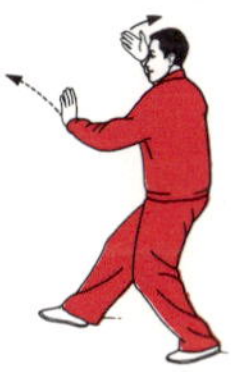

143

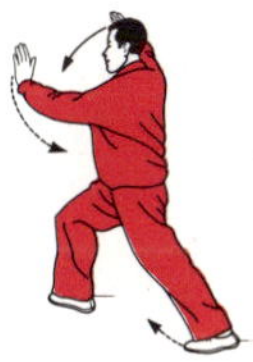

144

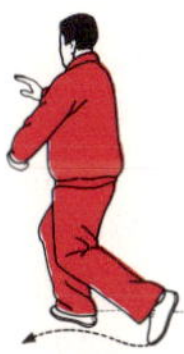

145

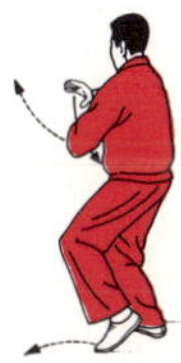

146

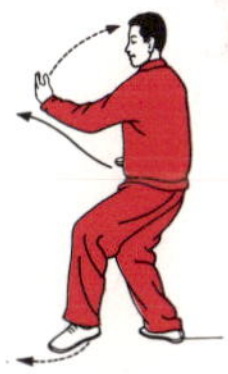

147

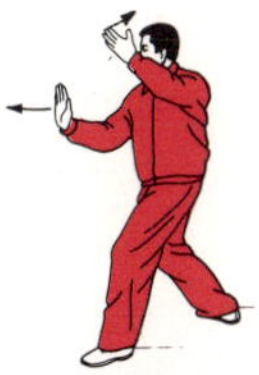

148

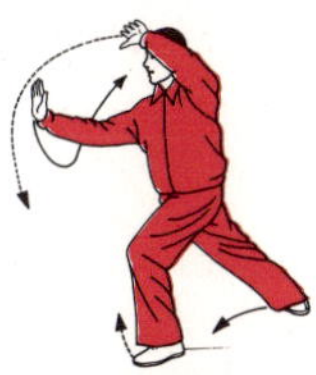

149

Die Nadel vom Meeresboden holen

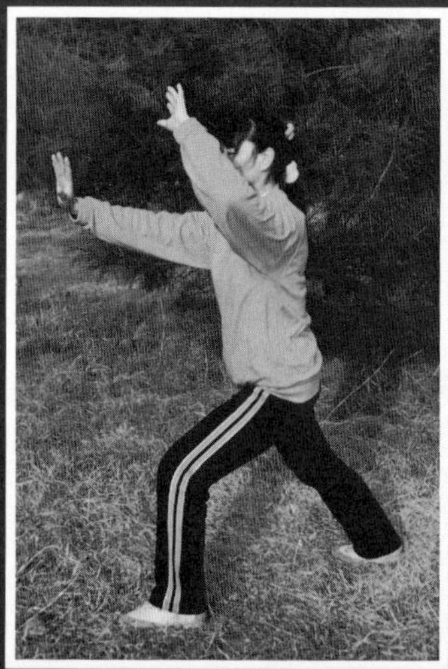

Ausgangsstellung → 2h

Den rechten Fuß halbe Distanz zum linken *vorziehen* und voll belasten. Rumpf nach rechts drehen → 4h. Beide Hände beschreiben eine Abwärtsschleife (s. (149)) und werden zusammen wieder in Kopfhöhe hochgezogen, rechte Hand etwas höher als die linke.

(150) ↓ (151) Linkes Bein etwas anheben, vorstrecken und nur mit den Zehen → 3h nach vorn aufsetzen (= *Leerer Schritt*, Belastung ganz auf dem rechten Fuß). Mit dem Vorstrecken des linken Fußes vollzieht die linke Hand einen Abwärtsbogen bis vor die linke Hüfte, während die rechte Hand mit vorgestreckten Fingern nach vorn *sticht* (s. Abb. Form 20). Blick zum Boden → 3h.

Beachte: Nicht zu weit vorbeugen beim Tiefgehen. Kinn nicht anziehen. Linkes Bein bleibt leicht gebeugt.

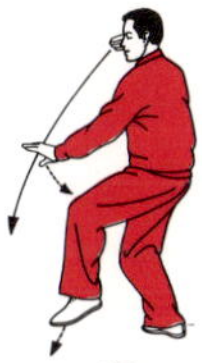

150

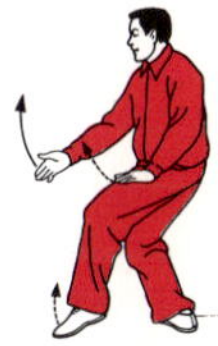

151

Arme wie einen Fächer ausbreiten

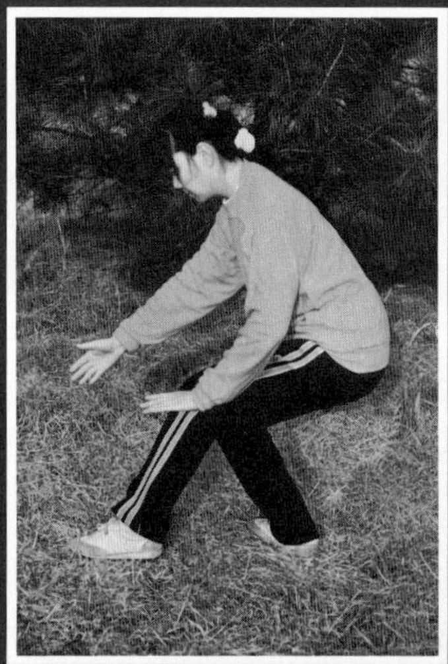

Ausgangsstellung → 3^h

Ganze Belastung auf dem rechten Bein.

(152) Rumpf aufrichten und etwas nach rechts → 4^h drehen, Arme mit hochziehen.

(152) ↓ (154) Rechte Hand bei gebeugtem Ellbogen nach oben führen bis in Höhe der rechten Schläfe, Handfläche nach außen drehen. Gleichzeitig mit Bogenschritt links – linke Fußspitze zeigt → 3^h – den linken Arm → 3^h *vorstoßen* und das Hauptgewicht auf das linke Bein verlagern (linker Fuß ca. 70 % – rechter Fuß ca. 30 % des Gewichts).

Beachte: Der Bogenschritt und das *Auseinanderfächern* der Arme harmonisch koordinieren. Linker Arm und linkes Bein befinden sich auf einer Vertikalen genau in Bewegungsrichtung → 3^h. Blick ebenfalls → 3^h. Der Rumpf zeigt → 4^h. Der Querabstand zwischen den Fersen beträgt nur etwa 10–20 cm, ist also geringer als bei der normalen Bogenschrittstellung.

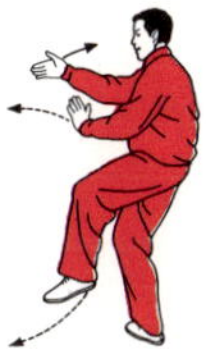

(152)

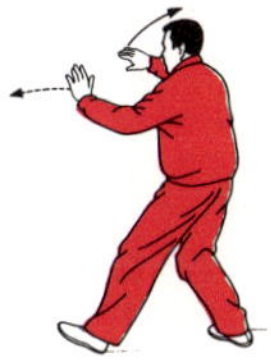

(153)

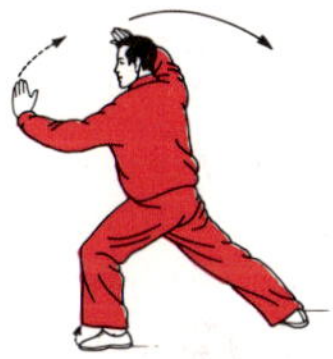

(154)

Drehen, abwehren nach unten, parieren und zustoßen

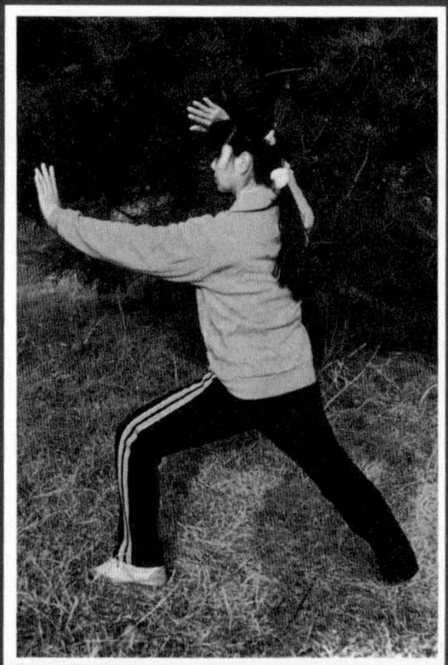

Ausgangsstellung → 3h

155 Gewicht auf das rechte Bein verlagern, linken Fuß ca. um 110–120° nach innen drehen. Rumpf und Arme drehen mit. Das
156a linke Bein belasten,
156b während die rechte Hand einen Abwärtsbogen beschreibt und in Hüfthöhe vor dem Körper eine Faust bildet (die Finger zeigen zum Boden). Der linke Arm ist gerundet und wird in Kopfhöhe mitgeführt; der rechte Fuß wird ohne Bodenberührung an den linken herangezogen. Rumpf → 8h.
157a Mit fortgeführter Rumpfdrehung → 10h setzt der rechte Fuß mit
157b einem *Kreuzschritt* im Winkel von ca. 45° zur neuen Bewe-
↓ gungsrichtung 9h auf. Zusammen mit der Rumpfdrehung und
158 dem Kreuzschritt wird der angewinkelte rechte Unterarm *geöffnet*, d. h. der ganze Arm gestreckt und die Faust so gedreht, daß die Finger nach oben zeigen. Der linke gebeugte Arm wird mit der Rumpfdrehung nach unten geführt und *begegnet* dem sich *öffnenden* rechten Arm in Hüfthöhe. Linker Arm außen. Mit der vollen Belastung des rechten Fußes dreht der Rumpf weiter 11h. Der Faustarm wird dadurch nach rechts hinten geführt *(Ausholbewegung)*, der linke Arm vorge-
158 streckt 9h. Mit der Ausholbewegung des rechten Armes wird
↓ die Faust so gedreht, daß die Finger zunächst zum Boden
161 zeigen, am Ende der Ausholbewegung nach oben, und schließlich beim *Vorstoßen* seitlich zum Körper hin. Mit dem Vorstoßen der rechten Faust erfolgt simultan ein Bogenschritt nach links und Gewichtsverlagerung auf das linke Bein. Der linke Arm wird leicht gebeugt zurückgenommen und legt mit der offenen Hand am rechten Unterarm an (161). Blick → 9h.

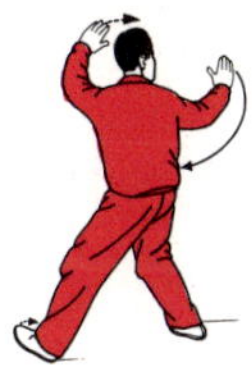
155

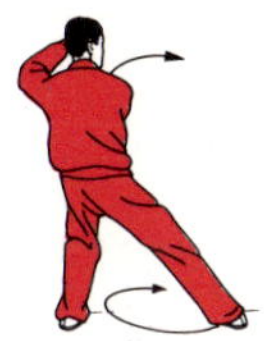
156 a

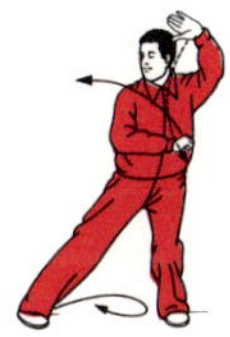
156 b

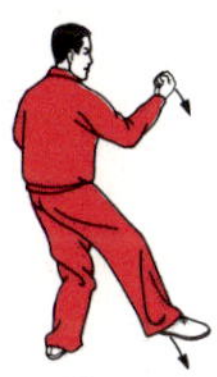
157 a

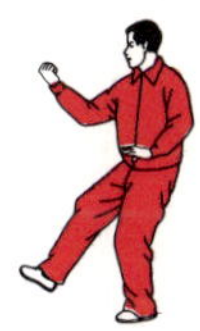
157 b

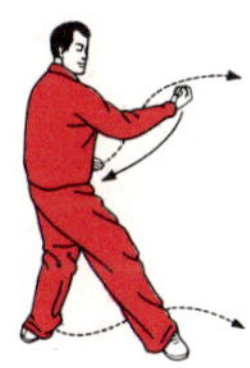
158

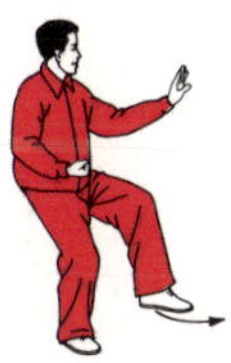
159

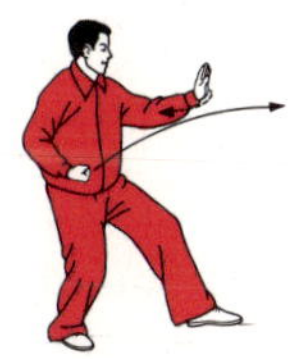
160

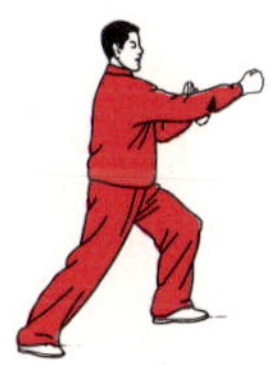
161

Verschließen

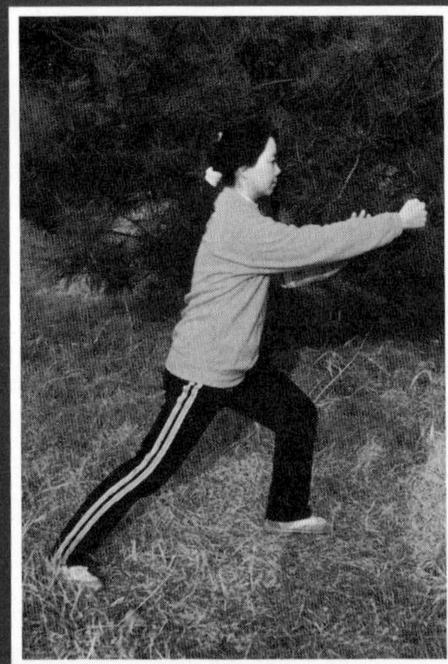

Ausgangsstellung → 9^h

(162) ↓ (163) Linke Hand – mit Handrücken nach oben – kreuzt rechten Unterarm hinter dem rechten Handgelenk (rechte Hand oben). Faust der rechten Hand öffnen und die beiden gekreuzten Hände so drehen, daß beide Handflächen nach oben zeigen.

(164) ↓ (165) Hände auseinanderführen und mit gleichzeitiger Gewichtsverlagerung auf das rechte Bein die Ellbogen zum Körper ziehen. Die Hände werden zurückgenommen, als würden sie einen ovalen Gegenstand umstreichen.

(166) ↓ (167) Beim *Vorstoßen* und der Gewichtsverlagerung auf das linke Bein gleicher Bewegungsablauf wie bei Form *7*, (65)–(66). Blick → 9^h in Endposition.

Beachte: Bei der Gewichtsverlagerung auf das rechte Bein die Zehen des entlasteten linken Fußes etwas anheben ((164)), dann mit dem *Vorstoßen* wieder aufsetzen((165)–(166)).

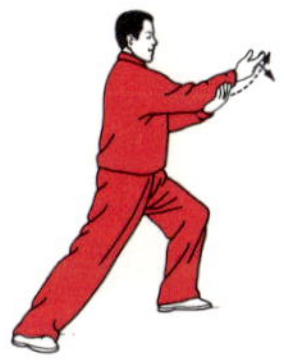

162

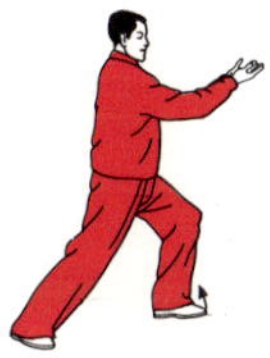

163

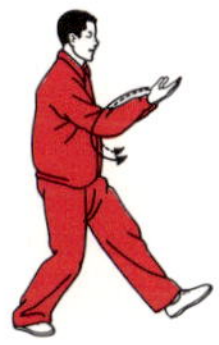

164

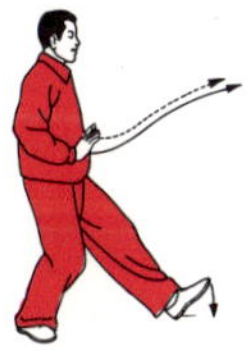

165

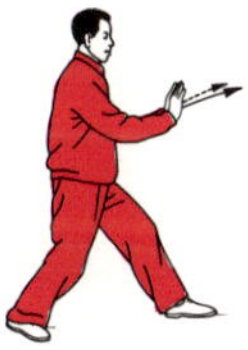

166

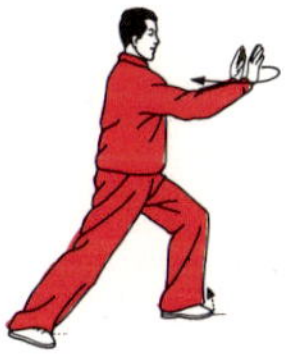

167

Die Hände kreuzen

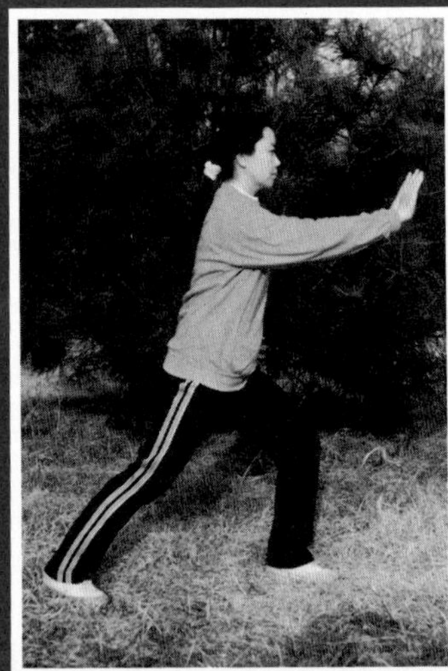

Ausgangsstellung → 9^{h}

(168) ↓ (170) Gewicht zurückverlagern auf das rechte Bein, den entlasteten linken Fuß auf der Ferse um 90° nach innen drehen. Nach Aufsetzen des linken Fußes sofort den rechten Fuß ebenfalls auf der Ferse so drehen, daß die Fußspitze → 12–1^{h} zeigt. Der Körperdrehung folgend, werden beide Hände in Schulterhöhe auseinandergezogen und in Kreisbögen nach unten und wieder
(171) hoch geführt, bis sie sich vor der Brust überkreuzen, rechte Hand außen. Der Kreisbogen der rechten Hand wird betont, indem der Rumpf → 1^{h} dreht und das rechte Bein etwas gebeugt und kurz belastet wird. Blick geht mit der rechten Hand. Mit dem Hochführen der rechten Hand wird das rechte Bein mit Fußbreite Abstand parallel dem linken beigestellt.

Beachte: Bei der Ausführung der Kreisbögen den Oberkörper nicht vorbeugen, sondern rechts *ins Knie gehen*.

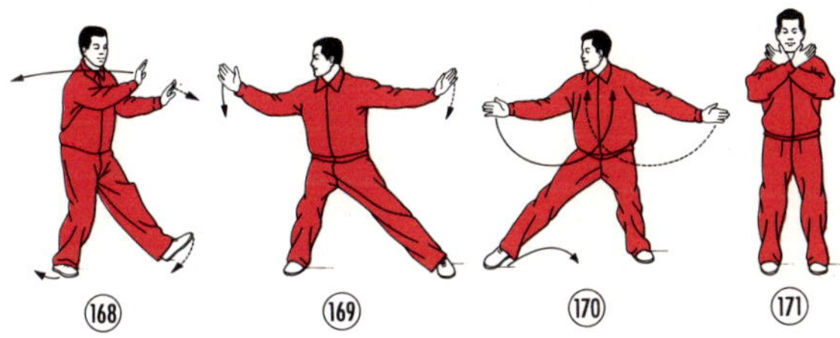

Schluß

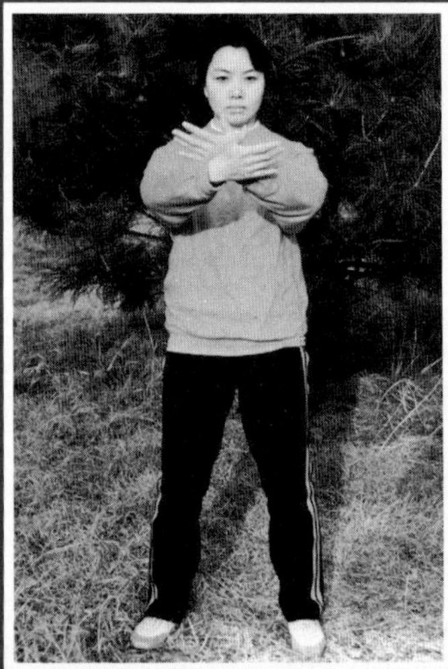

Ausgangsstellung → 12[h]

172 Handflächen nach außen drehen, Hände auseinanderführen – linke Hand streicht über die rechte hinweg – und nach unten
173 sinken lassen, Handflächen zum Boden. Mit dem Senken der Hände Körper *natürlich* strecken.
174 Den linken Fuß dem rechten beistellen. Hände locker seitlich anlegen.

Beachte: Am Schluß Schultern entspannen, einige Male ruhig und natürlich atmen. Nicht sofort *wegtreten.*

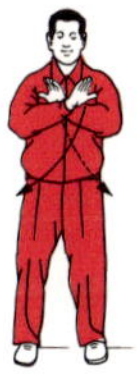

172

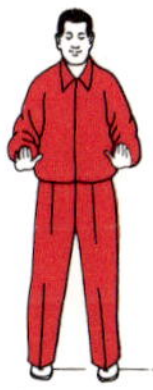

173

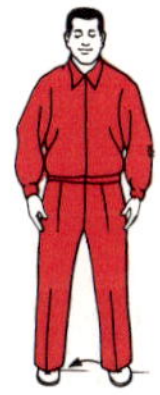

174

Anhang

Interview

Wolfgang Metzger im Gespräch mit Prof. Zhang Wenguang, Beijing University of Physical Education, Stellvertretender Vorsitzender des Chinesischen Wushu-Verbandes

Das folgende Interview mit Prof. Zhang fand am 23. April 1992 in Peking statt. Prof. Zhang war im Alter von 20 Jahren Mitglied einer Wushu-Truppe, die 1936 in Berlin und anderen deutschen Städten im Rahmenprogramm der Olympischen Spiele Schaukämpfe veranstaltete. Er war federführend bei der Zusammenstellung der 1989 veröffentlichten Wettkampfformen der großen Taijiquan-Stile Chen, Yang, Wu und Sun. Zum besseren Verständnis mancher Inhalte wurden Anmerkungen beigefügt.

Autor: Herr Professor Zhang, was ist Taijiquan?

Zhang: Wir betrachten Taijiquan als Teil unseres kulturellen Erbes. In der Volksrepublik China wird Taijiquan dem traditionellen chinesischen Kampfsport als eigene Disziplin zugeordnet. Wushu beinhaltet eine große Zahl verschiedener Kampfformen und Schulen, zum Beispiel Baguazhang, Xingyiquan, Changquan, um die zu nennen, die dem Taijiquan ähnlich sind. Für uns ist Taijiquan im umfassenden Sinne ein ganzheitliches Gesundheitsprogramm.
Ich möchte zwei typische Eigenschaften des Taijiquan besonders hervorheben. Zum einen ist Taijiquan eine nach außen gerichtete Aktivität, zum anderen wird diese Aktivität von innen heraus gesteuert. Äußere Aktivität bedeutet Bewegung des gesamten Körpers als Einheit, an der Rumpf und Extremitäten gleichzeitig beteiligt sind. Steuerung von innen heraus heißt absolute Konzentration auf den Bewegungsablauf und den Fluß des Qi, wobei sich Inneres und Äußeres stets gegenseitig bedingen, das heißt, Geist und Körper bilden eine Einheit beim Üben.
Der Lernende muß drei innere Anlagen besonders entwickeln:

1. Bereitschaft des Herzens zum Üben.
2. Vorstellungskraft und Konzentration.
3. Wille zur Aktivität.

Mit dem Begriff Taijiquan verbinden die Chinesen jene inneren Anlagen und natürlich das Zusammenspiel der polaren Kräfte Yin und Yang. Eine Bewegung im Taijiquan kann schnell oder langsam sein, auf jeden Fall ist sie in der Form rund. Die Bewegungsausführung fordert stets den rhythmischen Wechsel von Weichheit und Härte, wobei Härte nicht mit Schnelligkeit gepaart sein muß. Gemäß dem Taiji-Diagramm ist in der Härte bereits das Weiche angelegt, ebenso im Weichen die Härte.
Im traditionellen chinesischen Denken ist der Mensch kein von der Natur getrenntes Wesen. Er ist Teil des gesamten Kosmos und bildet mit ihm eine untrennbare Einheit. Der Himmel über uns ist Yang, die Erde Yin, dazwischen agiert der Mensch. Betreibt der Mensch Taijiquan, so befindet er sich im Taiji, das die Pole Yin und Yang hervorbringt.

Autor: Reflektiert man Ihre Definition des Taijiquan vor dem Hintergrund der chinesischen Tradition, so ergibt sich die Frage, ob jemand, der aus dem europäischen Kulturraum stammt, das Wesen des

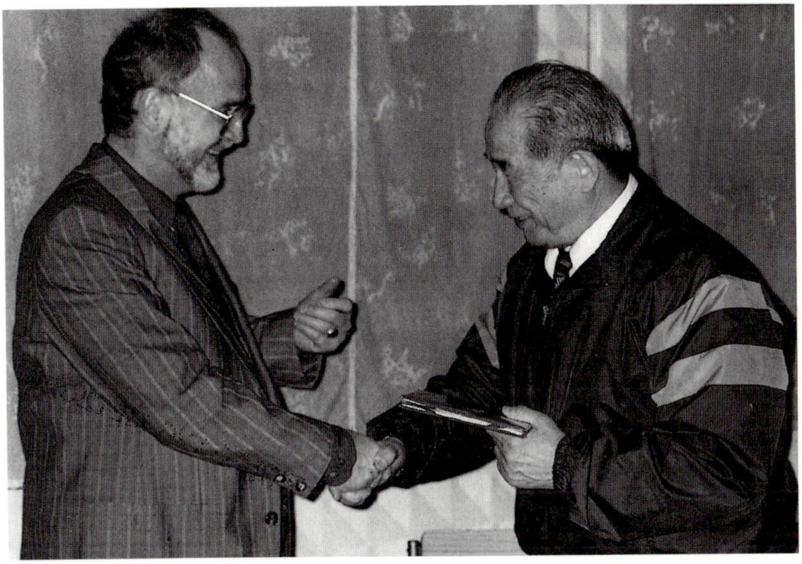

Prof. Zhang Wenguang und Autor Wolfgang Metzger

Taijiquan jemals richtig erfassen und damit Taijiquan wie ein Chinese erlernen kann.

Zhang: Ganz sicher kann er das! – Nur, der Zugang zum Taijiquan ist ein anderer als der zu sogenannten westlichen Sportarten. Wie schon erwähnt, spielt der Aspekt der inneren Steuerung eine wesentliche Rolle. Die methodischen Prinzipien beim Lehren und Lernen sind bei Ihnen und bei uns die gleichen. Man muß stufenweise vorgehen, vom Einfachen zum Schwierigen. Für die Praxis heißt das, man beginnt mit der von uns entwickelten kurzen Sequenz von 24 Formen (*Anm.*: Kurze Peking-Form/Yang-Stil), kann dann fortfahren mit der 48er (*Anm.*: Mischform verschiedener Stile) und 88er Sequenz (*Anm.*: Yang-Stil.) Eine weitere Steigerung sind die sogenannten Wettkampfformen, die es für alle großen Stile gibt.

Autor: In der europäischen und amerikanischen Taijiquan-Literatur wird meist Zhang San Feng, der etwa im 13. Jahrhundert gelebt haben soll, als »Gründervater« des Taijiquan genannt. Läßt sich eine solche Aussage belegen?

Zhang: Ich weiß, daß es in vielen europäischen Büchern Abbildungen mit Zhang San Feng gibt, die ihn als »Gründervater des Taijiquan« ausweisen sollen. Taijiquan hat kein einzelner erfunden. Es hat sich über Jahrhunderte entwickelt, und viele Menschen haben dazu beigetragen, daß es heute noch lebendig ist. Wir kennen drei Biographien über Zhang San Feng. Aus keiner dieser Biographien geht hervor, daß er Taijiquan überhaupt kannte. Zhang ist berühmt als großer Daoist. Es liegt sehr nahe, daß Wushu-Anhänger damals wie heute seinen bedeutenden Namen für ihre Sache einzuspannen versuchten.

Autor: Die meisten Wushu-Disziplinen sind im Bewegungsausdruck schnell, kräftig und mit explosiven Sprüngen durchsetzt. Wieso wird Taijiquan so extrem langsam ausgeführt?

Zhang: Der älteste Taijiquan-Stil, der Chen-Stil, der vor über 300 Jahren entwickelt wurde, bestand damals, heute noch teilweise, aus schnellen, komplizierten und sehr kräftigen Bewegungsansätzen und hohen Sprüngen. Zu jener Zeit aber war es das wichtigste Ziel, im Kampf gegen einen oder mehrere Gegner sich verteidigen oder auch angreifen zu können. Mit der Einführung moderner Waffen hat sich der Zweck der Übung geändert. Heute betreiben wir Wushu und Taijiquan, um unsere Gesundheit zu stärken, um uns zu entspannen und um gewisse Krankheiten zu bekämpfen. Dieses Ziel ist sehr anschaulich beschrieben im »Geheimlied von der Form und Funktion der 13 Positionen« (*Anm.:* Vor ca. 100 Jahren verfaßt, Autor unbekannt). Es endet mit den Worten: »Beachtet man diese Anweisungen, wird das Leben verlängert, die Jahre werden gemehrt . . .«. Was nun die Langsamkeit betrifft, so geht diese auf Yang Luchan (*Anm.:* 1795–1872), den Begründer der *Yang-Schule,* zurück. Er modifizierte den Stil der impulsiven *Chen-Schule*, aus der er stammte, vor allem auf Grund seiner Erfahrungen am Kaiserhof in Peking. Dort unterrichtete er keine durchtrainierten Soldaten, sondern Leute der Oberschicht, die wegen ihres hohen Alters und ihrer schlechten körperlichen Verfassung den Anforderungen des Chen-Stils nicht mehr gewachsen waren. Also paßte er den Schwierigkeitsgrad, den Bewegungsrhythmus und vor allem das Tempo der Bewegungen den physischen Voraussetzungen seiner Schüler an, das heißt, die Ausführung der einzelnen Formen wurde insgesamt verlangsamt.

Autor: Gestatten Sie mir einen Vergleich: Kein Turner turnt heute noch im Stile Turnvater Jahns. Bezogen auf Taijiquan gibt es aber in Deutschland und anderen westlichen Ländern Taijiquan-Schulen und selbsternannte Meister, die stolz darauf sind, absolut reines, »authentisches« Taijiquan anzubieten, und die gleichzeitig behaupten, alle Neuerungen aus China bedeuteten eine Verfälschung und Verwässerung der ursprünglichen Inhalte des Taijiquan. Was antworten Sie darauf?

Zhang: Vertreter dieser Ansicht gibt es nicht nur in Europa. Sie gibt es auch bei uns. Sie sagen, das Alte sei gut und richtig, eine Weiterentwicklung daher nicht nötig. Wissenschaftlich gesehen gibt es keinen Stillstand. Wenn Verbesserungen sinnvoll erscheinen und diese durch sportwissenschaftliche Kenntnisse untermauert werden können, müssen eben Lehr- und Lerninhalte neu überdacht werden. Traditionelles Taijiquan hat natürlich seinen Wert, den wir auch erhalten und verbreiten

wollen. Doch vieles am »authentischen« Taijiquan ist nicht mehr lebendig, und dies haben wir geändert und verbessert.
Bei allen Änderungen lassen wir uns von vier Prinzipien leiten:

1. Das Typische und Charakteristische an jeder Stilart muß erhalten bleiben.
2. Taijiquan darf keine Geheimnisse haben, es muß auch für einfache Menschen verständlich und nachvollziehbar sein.
3. Jede Veränderung muß sportwissenschaftlich begründet sein, vor allem im Hinblick auf gesundheitliche Auswirkungen.
4. Wettkampf-Sequenzen müssen einheitlich festgesetzt werden, damit bei der Bewertung ein fairer Vergleich möglich ist.

Bis heute hat die Entwicklung des Taijiquan noch keinen endgültigen Zustand erreicht. Deshalb kann man auch nicht von einem »alten« oder »neuen« Stil reden. Es ist auch nicht eine bestimmte Person, die etwas verändert. Es sind dies die vielen Menschen, die Taijiquan betreiben und die Veränderungen bewirken. Bei allen Veränderungen und Verbesserungen dürfen wir jedoch eines nicht außer acht lassen: Taijiquan muß Taijiquan bleiben, das heißt, wir müssen die tradierten Kriterien und Prinzipien (*Anm.:* die sog. »Klassischen Schriften«) stets beachten und erfüllen.

Worterklärungen

Die folgenden Definitionen beziehen sich auf die in diesem Buch verwendeten Begriffe.

Die Kurze Peking-Form
Die kürzesten der nach 1956 vom Nationalen Sportkomitee der VR China auf der Basis des Yang-Stils zusammengestellten Taijiquan-Sequenzen mit 24 Formen.

Sequenz
1. Die Gesamtheit der in einer bestimmten Reihenfolge angeordneten Formen.
2. Synonym für *Form* (Die Kurze Peking-Form).

Form
Bezeichnung für eine bestimmte Angriffs- bzw. Abwehrbewegung innerhalb einer Taijiquan-Sequenz.
Einige Formen beinhalten auch zwei oder mehrere Angriffs- bzw. Abwehrbewegungen.

Aussprache

Schreibung im Buch	Pinyin-Transkription	Aussprache	Bedeutung
Dao (Tao)	dào	[dau]	s. S. 21 f.
Di	dì	[di]	Erde
Gu-Qi	gǔqi	[gu-tchi] [gu-tji]	Nahrungs-Qi
Kong-Qi	kōngqi	[kung-tchi] [kung-tji]	Atmungs-Qi
Qi	qì	[tchi] [tji]	s. S. 25 ff.
Qigong	qìgōng	[tchi-gung] [tji-gung]	s. S. 31
Ren	rén	[ren]	Mensch
Taijiquan	tàijíquán	[tai-dji-tchüän] [tji-dji-tjüän]	s. S. 30
Tian	tiān	[tiän]	Himmel
Yang	yáng	[yang]	s. S. 22 ff.
Yin	yīn	[yin]	s. S. 22 ff.
Yuan-Qi	yuánqi	[yüän-tchi] [yüän-tji]	Ererbtes Qi
Zheng-Qi	zhèngqi	[dschëng-tchi] [dschëng-tji]	Normales Qi

Das Chinesische unterscheidet nach Höhe und Verlauf vier Grundtöne:

¯ = hoher, gleichbleibender Ton

´ = halbhoch beginnend und ansteigend

ˇ = relativ tief beginnend und fallend – steigend

` = fallender Ton

Literatur

CAPRA, F. Das neue Denken. München 1978

CAPRA, F.: Das Tao der Physik. München 1988

CAPRA, F.: Wendezeit. München 1988

CHEN, Y.-L.: Taijiquan. Shanghai 1943

»CHINA SPORTS«: Editorial Staff: Founders of Taijiquan. Beijing 1987

»CHINA SPORTS«: Nr. 1. Beijing 1992

»CHINA SPORTS«: Nr. 3. Beijing 1992

»CHINA SPORTS«: Nr. 1. Beijing 1994

»DER SPIEGEL«: Nr. 20. Hamburg 1989

DÜRCKHEIM, K. GRAF: Übung des Leibes. München 1981

DÜRCKHEIM, K. GRAF: Mein Weg zur Mitte. Freiburg 1985

ENGELHARDT, U.: Theorie und Technik des Taiji Quan. Schorndorf o.J.

ENGELHARDT, U.: Die Klassische Tradition der Qi-Übungen (Qigong). Stuttgart 1987

GEISSLER, K.A.: Zeit leben. Weinheim 1989

GROSSER/HERMANN/TUSKER/ZINTL: Die sportliche Bewegung. München 1987

GROSSER/NEUMAIER: Techniktraining. München 1982

HERRIGEL, E.: Zen in der Kunst des Bogenschießens. München 1975

HEYER-GROTE, L. (Hrsg.): Atemschulung als Element der Psychotherapie. Darmstadt 1970

HÖFLER, H.: Atemtherapie und Atemgymnastik. Stuttgart 1991

HOFFMANN, B.: Handbuch des autogenen Trainings. München 1982

HUXLEY, A.: Eiland. München 1985

JIAO, G.: Qigong Yangsheng. Uelzen 1992

JONATH, U. (Hrsg.): Lexikon Trainingslehre. Reinbek 1986

JOU, T.-H.: The Tao of Tai-Chi Chuan. Taiwan 1983

KAPTCHUK, T. J.: Das große Buch der chinesischen Medizin. München 1988

MATSUI/SUGIYAMA/ZHOU: On the Changing of the Heart Rate during Tai chi chuan Performance by an Expert. Department of Physical Education/Faculty of Liberal Arts Shizuoka University. Shizuoka/Japan 1992

MEINEL, K.: Bewegungslehre. Berlin 1966

MEINEL, K./G. SCHNABEL: Bewegungslehre. Berlin 1987

NYANAPONIKA: Geistestraining durch Achtsamkeit. Konstanz 1979

PORKERT, M.: Die chinesische Medizin. Düsseldorf 1986

PROKSCH, CH.: Taijiquan. Darmstadt 1987

RÖTHIG, P./S. GRÖSSLING (Hrsg.): Bewegungslehre. Bad Homburg 1982

SCHMIDT, W. G. A.: Die alte Heilkunst der Chinesen. Freiburg 1992

SCHNORRENBERGER, C. C.: Lehrbuch der chinesischen Medizin für westliche Ärzte. Stuttgart 1985

STIFTUNG WARENTEST (Hrsg.): Die andere Medizin. Berlin 1992

VESTER, F.: Phänomen Stress. Stuttgart 1976

WALF, K.: TAO für den Westen. München 1989

WILBER, K.: Wege zum Selbst. München 1987

»WUSHU FESTIVAL PAPERS«: Investigation of Healthful Effect & its Mechanism of Taijiquan Sport. Department of Theory, Wushu Association of Academia Sinica. 1988